DE LA

FIÈVRE TYPHOIDE APYRÉTIQUE

PAR

Ricardo ORTIZ

Docteur en médecine de la Faculté de Quito

PARIS

G. STEINHEIL, ÉDITEUR

2, RUE CASIMIR-DELAVIGNE, 2

1894

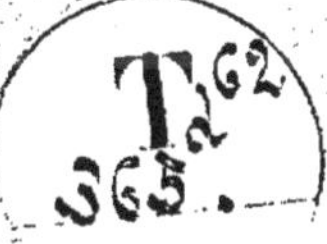

DE LA

FIÈVRE TYPHOIDE APYRÉTIQUE

IMPRIMERIE LEMALE ET Cie, HAVRE

DE LA

FIÈVRE TYPHOIDE APYRÉTIQUE

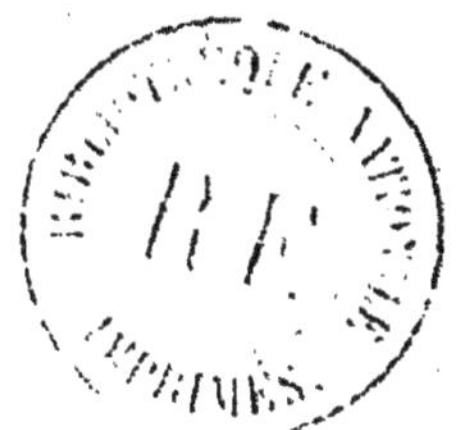

PAR

Ricardo ORTIZ

Docteur en médecine de la Faculté de Quito

PARIS

G. STEINHEIL, ÉDITEUR

2, RUE CASIMIR-DELAVIGNE, 2

1894

DE LA

FIÈVRE TYPHOIDE APYRÉTIQUE

INTRODUCTION

La fièvre typhoïde apyrétique possède une importance clinique considérable ; cependant les auteurs classiques en font à peine mention. Son étude est entourée de nombreuses difficultés ; nous l'avons entreprise sous l'inspiration de notre cher et vénéré maître M. le professeur Potain. Nous n'avons pas la prétention de présenter un travail complet sur la question ; nous avons voulu simplement rassembler les faits épars pour en déduire un aperçu général sur la dothiénentérie apyrétique.

Les observations que nous avons recueillies dans la littérature médicale nous ont paru suffisamment nombreuses et intéressantes pour attirer l'attention des médecins sur cette forme de la maladie qui, sans être commune, n'est pas exceptionnelle.

Bien que le terme de dothiénentérie semble préférable à celui de fièvre typhoïde, appliqué à une maladie qui évolue sans élévation de température, nous avons cependant conservé cette dernière dénomination qui est plus conforme à l'usage et plus classique. Nous employons d'ailleurs dans ce travail indistinctement les dénominations de fièvre typhoïde et de dothiénentérie, que nous considérons comme synonymes.

Nous sommes heureux de profiter de cette occasion pour adresser à notre vénéré maître, M. le professeur Potain, tous nos remerciements pour la bienveillance qu'il nous a toujours témoignée, l'obligeance extrême avec laquelle il a mis ses observations à notre disposition, et le grand honneur qu'il nous fait en acceptant la présidence de cette thèse.

CHAPITRE PREMIER

Des pyrexies apyrétiques en général.

De tout temps les médecins ont fait jouer un grand rôle à la fièvre comme élément morbide dans les maladies. Les dénominations anciennes de fièvre pneumonique, fièvre cérébrale, fièvre méningée, fièvre scarlatine, fièvre putride, etc., témoignent de l'importance accordée à cet élément dans l'idée qu'on se faisait alors de la maladie. On sait aujourd'hui que si l'élévation de température est un symptôme fréquent au cours d'infections diverses, elle peut cependant faire complètement défaut. La scarlatine, la pneumonie, la granulie, la grippe peuvent évoluer ainsi sans fièvre; les accès paludiques même s'accompagnent parfois d'une température centrale peu élevée.

La dothiénentérie est assurément l'une des infections où l'élément fébrile est prédominant, la température centrale y possède une allure spéciale et suffisamment caractéristique ; elle s'élève progressivement par oscillations ascendantes, puis devient stationnaire, offrant à peine une légère rémission le matin, puis, après avoir subi de grandes oscillations dans le stade dit amphibole, elle redescend progressivement par oscillations descendantes jusqu'à la température normale. Cette évolution fébrile peut faire totalement défaut; même elle peut, comme l'a montré M. le professeur Potain, affecter un type inverse, et s'accompagner d'une hypothermie dont les divers stades reproduisent ceux de l'hyperthermie de la fièvre typhoïde classique.

Ces *pyrexies apyrétiques* (Teissier) sont rares sans être exceptionnelles; elles sont d'un diagnostic toujours difficile et méritent par conséquent d'attirer l'attention du médecin.

Dans la plupart des pyrexies infectieuses, la température peut descendre à la normale ou tomber au-dessous de la normale sans qu'on soit autorisé à leur appliquer la dénomination d'apyrétiques ; c'est ce que l'on observe souvent dans la rougeole le troisième jour, dans la fièvre typhoïde, du sixième au huitième jour. Wunderlich pense que dans cette affection la température s'abaisse le septième jour sans arriver jamais à l'état normal; la loi qu'il a posée à cet égard est trop absolue, l'abaissement peut se produire un peu plus tôt ou un peu plus tard et atteindre 37°. Quoi qu'il en soit, cette apyrexie n'est que momentanée, passagère, transitoire, et le lendemain la fièvre reprend son cours.

Définition. — Nous réservons le nom de forme apyrétique de la fièvre typhoïde à toute dothiénentérie dans le cours de laquelle la température reste normale ou au-dessous de la normale pendant toute la durée de l'infection, sans qu'il se soit produit de collapsus, ou qui ne s'accompagne d'un mouvement fébrile que d'une façon essentiellement transitoire ou par suite d'une complication. La forme apyrétique ne comprend donc pas les cas où la température s'abaisse accidentellement pendant un ou plusieurs jours pour atteindre de nouveau son niveau élevé, ni ceux dans lesquels l'hypothermie est due à un état de collapsus provoqué par une hémorrhagie grave ou à un état de dépression profonde de l'organisme comme dans certaines formes adynamiques de la maladie ou enfin à un traitement par les antipyrétiques ou par le bain froid.

De même que nous ne comprenons pas dans la forme apyrétique les cas où la température ordinairement élevée s'abaisse momentanément ; de même nous laissons encore dans cette forme apyrétique ceux où l'apyrexie ordinaire est passagèrement interrompue par de légères ascensions thermométriques. Il est évident que l'apyrexie n'exclut pas les oscillations thermométriques du matin et du soir que subit la température à l'état physiologique. Même ces formes apyrétiques ne sont pas à l'abri d[illegible]évations de température auxquelles les malades sont prédisposés par la débilité nerveuse, comme l'a montré M. le professeur Bouchard au Congrès de Rome pour l'avancement des sciences (1).

Ce n'est pas une forme atténuée ou légère de l'infection, car si dans ces formes dites *formes muqueuses*, tous les symptômes sont atténués, la fièvre n'y fait pas défaut, [illegible] peut y être aussi intense que dans les formes les plus accentuées et atteindre 39° ou 40°. Au contraire, les formes apyrétiques ne sont pas toujours légères et peuvent s'accompagner d'un complexus symptomatique

(1) Bouchard. Rôle de la débilité nerveuse dans la production de la fièvre. *Presse médicale*, 1894.

très grave. Ce n'est pas davantage la *forme ambulatoire* ou *typhus ambulatorius ;* les auteurs allemands ont décrit sous ce nom une forme latente dans laquelle les sujets se sentent si peu malades qu'ils continuent de marcher ou de vaquer à leurs affaires ; la fièvre y est à la vérité souvent très modérée, mais elle n'est guère absente et la température varie entre 38°,5 et 39°. Sans doute, dans quelques formes apyrétiques, les symptômes sont assez peu intenses pour que le malade puisse quitter son lit, se lever, et passer une partie de la journée dehors comme dans le typhus ambulatorius ; mais il en est d'autres où la perte des forces, la prostration et la stupeur sont extrêmement prononcées et laissent le malade dans le décubitus dorsal prolongé. Ce n'est pas enfin une *fièvre typhoïde abortive*, car celle-ci présente tous les stades fébriles ordinaires, ceux-ci ne font que se développer en un temps plus court que dans la dothiénentérie classique. La dothiénentérie apyrétique est caractérisée essentiellement, non par la bénignité de ses symptômes, ni par son peu de durée, mais par l'absence de toute élévation de température pendant son évolution.

CHAPITRE II

Historique.

L'histoire de l'apyrexie dans la fièvre typhoïde est de date toute récente ; avant l'emploi du thermomètre pour l'appréciation de la température centrale du corps humain, on n'avait que des notions vagues sur la fièvre. Prost le premier, en 1804, note d'une façon précise que les maladies qui s'accompagnent ordinairement de fièvre peuvent exister sans fièvre. Petit et Serres, en 1813, dans leur *Traité des fièvres entéro-mésentériques*, parlent d'un malade mort accidentellement au début de l'affection : ils trouvèrent les plaques de Peyer tuméfiées et les ganglions mésentériques engorgés ; et ils font remarquer que la lésion n'était pas la conséquence de la fièvre, puisque celle-ci ne s'était pas encore développée. Louis, dans la remarquable description qu'il donna en 1829 de la fièvre typhoïde, consacre un chapitre à la fièvre typhoïde latente, mais sans parler de l'apyrexie possible. Wunderlich qui fixa sous forme de lois restées célèbres la marche de la température dans la dothiénentérie, semble ne pas connaître les formes afébriles ; il dit seulement qu'on peut encore reconnaître la fièvre typhoïde, quand bien même la température reste au-dessous du niveau caractéristique si le tracé thermométrique demeure conforme à celui de cette affection, fait qui se produit de préférence chez les enfants et les malades anémiés.

Quand les Allemands eurent fait connaître le typhus ambulatorius, la forme apyrétique de la maladie, niée par Griesinger, fut admise par presque tous les auteurs, mais jusqu'à ces derniers temps elle fut englobée dans la fièvre typhoïde ambulatoire, comme on le voit dans les pages que Murchison, Guéneau de Mussy, Homolle ont consacrées à cette forme de la maladie. « Liebermeister raconte qu'à son arrivée à Bâle il fut surpris d'entendre ses collègues et en particulier le professeur Miercherscn parler d'états morbides qui évoluent absolument sans fièvre et qui cependant doivent être rapportés à la fièvre typhoïde; il se refusa d'abord à partager cette opinion, mais il dut s'y ranger après avoir observé plusieurs cas semblables » (Homolle).

En France, Vallin, dans un mémoire fort intéressant publié dans les *Archives de médecine* (1873), rapporte deux cas détaillés de cette forme apyrétique. Fraentzel en rapporta d'autres en 1880; puis Strube, en 1881, fit connaître ceux qu'il avait observés pendant l'épidémie qui sévit dans l'armée prussienne qui assiégeait Paris en 1871. Brothier, en 1882, dans sa thèse inaugurale sur la dothiénentérie apyrétique, ajoute d'autres cas à ceux de Vallin. Wendland, en 1891, enrichit la littérature médicale de deux autres cas observés à Berlin. La même année Gerhardt rapporte 14 cas dans les *Annales de la Charité*. Il faut enfin citer les observations éparses publiées par Gerloczy, Jenckes, Dreschfeld (1893).

En 1891, dans une leçon clinique faite à la Charité,

M. le professeur Potain rapporte une observation remarquable dans laquelle la température avait eu une marche inverse de celle qu'elle offre d'ordinaire ; la maladie s'était accompagnée d'une hypothermie dont les stades successifs avaient reproduit exactement ceux de l'hyperthermie dans la forme classique.

CHAPITRE III

Symptômes.

L'infection peut exister à tous les degrés, mais dans les cas nettement caractérisés l'aspect symptomatique est, sauf l'absence d'élévation thermique, celui de la fièvre typhoïde classique.

Le début ne diffère pas du mode de début ordinaire. Pendant un laps de temps qui varie de quinze jours à trois semaines et même davantage, les malades accusent du malaise général, une sensation de courbature, de faiblesse, de brisement des membres, des douleurs vagues dans les articulations; leur appétit diminue et disparaît; la langue devient saburrale, la bouche mauvaise et pâteuse; parfois ils sont constipés, plus souvent ils ont de la diarrhée; ils se plaignent d'un mal de tête plus ou moins prononcé, affectant parfois la forme de migraine; ils accusent des bourdonnements d'oreilles et des vertiges; ils ne dorment pas la nuit, ou bien leur sommeil est troublé par des rêves pénibles; assez souvent on observe de légères épistaxis. Ces symptômes augmentent peu à peu; toutefois, le pouls est peu fréquent et la température reste normale. Ces signes sont ceux d'un embarras gastrique sans fièvre; il semble d'abord qu'un purgatif en aura vite raison, mais la diarrhée s'établit ou continue sans entraîner aucune amélioration dans l'état général du malade. L'apyrexie est ordinairement absolue ; dans quelques observations cependant, on note pendant les deux ou trois premiers jours une élévation relative de la température pouvant atteindre 39° le soir.

Bientôt, l'aspect extérieur du malade rappelle le tableau de la fièvre typhoïde. Il est dans le décubitus dorsal, la face immobile et sans expression, le regard vague et perdu dans l'espace, indifférent à tout ce qui l'entoure, les narines pulvérulentes, la bouche entr'ouverte, les lèvres desséchées, la langue noirâtre, sèche et tremblotante. Les forces sont complètement perdues. Le ventre se ballonne, cependant le météorisme est rarement aussi prononcé que dans la forme ordinaire et souvent il fait défaut. La pression de la région iliaque droite provoque une douleur plus ou moins vive et révèle l'existence du gargouillement.

Les garde-robes sont fréquentes, liquides, parfois involontaires, jaunâtres, fétides et forment sur le linge des taches ocreuses entourées de larges zones à peine colorées. On observe en même temps une petite toux quinteuse peu fréquente et l'auscultation de la poitrine fait entendre d'abord des râles ronflants et sibilants disséminés et plus tard quelques râles muqueux ou sous-crépitants à la partie inférieure des poumons. La rate est tuméfiée, parfois douloureuse à la percussion ; son grand diamètre peut atteindre jusqu'à 17 et 18 centim., même davantage. Les urines sont rares, hautes en couleur, et renferment assez souvent une petite quantité d'albumine.

Cependant le malade n'accuse pas de fièvre ; la peau n'est pas chaude ; le pouls est sans fréquence et la température est normale. Malgré cette absence de fièvre, l'ensemble des symptômes conduit à chercher les taches rosées lenticulaires. Celles-ci font assez souvent défaut ; elles manquaient dans quelques-unes des observations que nous avons recueillies ; parfois, leur existence reste douteuse à cause de taches diverses que peut présenter la peau du malade ; enfin, elles peuvent passer inaperçues. Elles sont, en effet, le plus souvent discrètes et il faut les rechercher avec soin, surtout dans les régions lombaires, à la base de la poitrine, dans les régions qui reposent sur le lit. Mais leur nombre n'est nullement en rapport avec le degré de température et, même dans les formes apyrétiques, elles peuvent être confluentes et s'étendre jusqu'à la racine des membres.

Les symptômes nerveux sont assez variables et semblent dépendre principalement de l'état névropathique du malade. La stupeur est parfois très prononcée, d'autres fois, elle est à peine marquée et le malade continue de vaquer à ses affaires comme dans le typhus ambulatorius. Le délire, que, dans les formes ordinaires, certains auteurs avaient voulu rattacher à l'élévation de température, se rencontre assez fréquemment dans les formes apyrétiques. Il n'est pas rare d'observer une loquacité insolite ou des paroles incohérentes prononcées pendant le sommeil, ou de l'agitation nocturne : le malade est inquiet, il veut se lever, il cherche à sortir du lit, il ne reconnaît plus les personnes qui l'entourent. Strube note que, chez deux malades dont la température était au-dessous de la

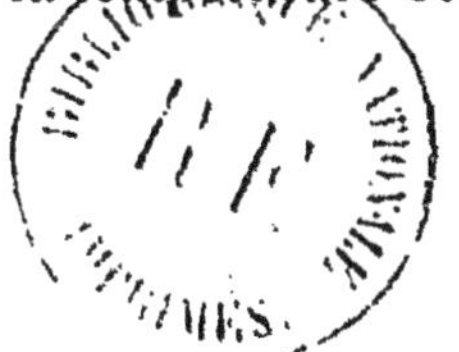

normale, « le délire prit les caractères d'un délire extrêmement agité ». Il en était de même dans les trois cas apyrétiques observés par Fraentzel.

Ainsi se trouve justifiée l'opinion du professeur Bernheim (de Nancy) : « Dans la fièvre typhoïde, l'observation clinique m'a convaincu que ce n'est pas la fièvre qui domine la plupart des symptômes nerveux, c'est l'intoxication typhoïde.

Nous ne connaissons pas de recherches faites sur les urines de ces malades ; elles renferment une quantité plus ou moins considérable d'indican ; il est vraisemblable qu'on y trouverait l'augmentation de l'acide urique et la diminution de l'urée et des chlorures, que M. Robin a signalées dans la fièvre typhoïde ordinaire.

La température centrale est normale ; si le thermomètre s'élève parfois à 38° pendant les deux ou trois premiers jours, il oscille à la période d'état entre 36°,2 le matin et 37°,5 le soir, sans présenter d'autre élévation que celles qui auraient été accidentellement provoquées par l'entrée du malade à l'hôpital, par une émotion un peu vive, par une fatigue exagérée ; c'est ainsi qu'un des malades de Wendland qui avait 37° le matin, 37°,6 à 3 heures, eut 38°,1 à 6 heures, à la suite d'un vomissement ; à 9 heures, la température était redescendue à 37°,5.

Le pouls est assez variable, parfois il est ralenti, plus souvent il est normal, mais d'autres fois il est augmenté de fréquence, il dépasse 100 et atteint 110, 120 et plus. Cette accélération du pouls dans la forme apyrétique est assez remarquable, car la fréquence du pouls dans la fièvre typhoïde est ordinairement moindre que ne le ferait supposer l'élévation de température : « Le pouls, dit Murchison, peut ne pas dépasser l'état normal (60 à 80), alors que la température atteint 39° ou 40°. » Griesinger a fait aussi cette remarque. Beddoe a cité un cas de fièvre typhoïde, avec température élevée, dans lequel on compta de 50 à 60 pulsations par minute pendant plus de trois semaines. Murchison, sur 100 cas, en a trouvé 6 dans lesquels le pouls est tombé à 60; dans 2 autres cas, à 56; et dans un neuvième cas à 52; dans un autre cas, le pouls était tombé à 37° et s'éleva à 66 au moment de la convalescence. Nous n'avons pas à nous arrêter sur ces observations qui ne rentrent pas dans le groupe des fièvres typhoïdes apyrétiques, nous ferons seulement remarquer que l'absence de tout renseignement sur l'état du pouls avant la maladie leur enlève une grande partie de leur intérêt. Quoi qu'il en soit, l'absence d'élévation thermique ne semble pas ralentir la fréquence des pulsations. Celles-ci sont peu résistantes, la pression artérielle est une pression faible variant de 9 à 15; le pouls présente ordinairement le dicrotisme très prononcé qu'on rencontre chez presque tous les typhiques; cette persistance du dicrotisme indique qu'il dépend du poison typhique et non de l'élévation de la température.

De même que le malade a passé peu à peu de la période de début à la période d'état, celle-ci n'étant annoncée que par l'apparition des taches lenticulaires rosées; de même il passe pour ainsi dire sans transition de la période d'état à la période de déclin. Progressivement, la stupeur est moins prononcée, la prostration diminue, le sommeil reparait, les garde-robes deviennent moins fréquentes et plus consistantes, la langue se nettoie, l'appétit renait, le ventre devient souple, la rate diminue de volume, l'urine devient plus abondante et ne contient plus d'albumine, l'amaigrissement s'accuse, et le malade entre en convalescence.

Ces différentes étapes de la maladie sont confondues et difficiles à séparer nettement, car l'évolution de la température, qui, dans les cas ordinaires, est le meilleur point de repère, est ici uniformément normale.

Malgré l'absence de fièvre pendant toute la durée de la dothiénentérie, la convalescence est parfois traînante, aussi lente et aussi pénible que dans les formes fébriles. Le malade demeure faible, amaigri, pendant un certain temps.

Tels sont les symptômes d'une fièvre typhoïde apyrétique ordinaire, d'intensité modérée. On peut observer, en effet, tous les degrés de l'infection éberthienne; elle est parfois très légère, la stupeur fait défaut, la diarrhée est à peine prononcée et ne dure que quelques jours, les forces sont peu affaiblies, le malade continue de se livrer à une partie de ses occupations journalières, et volontiers l'on croirait à un simple embarras gastrique sans fièvre si la présence de quelques taches rosées sur l'abdomen et l'hypertrophie de la rate ne venaient éclairer le diagnostic. A côté de ces formes très légères, il en est d'autres où les symptômes précédemment énumérés acquièrent une intensité exagérée.

Complications. — La fièvre typhoïde apyrétique expose le malade à la plupart des complications qu'on peut voir survenir dans les formes fébriles.

La perforation intestinale a été signalée par Brothier, Sevestre, etc. Elle survient dans le cours du troisième septénaire; elle est annoncée par de légers frissonnements, puis des vomissements bilieux; souvent la température s'élève, le pouls devient petit, rapide et filiforme, la face se grippe, le nez se tire, les yeux se cernent, le ventre ballonné devient très douloureux à la pression, bientôt les extrémités se refroidissent, le malade tombe dans le collapsus et meurt.

La péritonite sans perforation ou par propagation est plus rare, elle a été notée dans un cas de Vallin au vingt-deuxième jour après le début de la maladie. Alors le malade est pris de violentes coliques, le ventre devient sensible à la pression, la bouche est sèche, la soif vive, la peau se ride, le pouls augmente de fréquence, la température s'élève parfois, le facies devient hippocratique, on peut observer en même temps du ténesme vésical et de la dysurie.

Les hémorrhagies intestinales se rencontrent dans quelques cas; tantôt elles sont à peine marquées et peu nombreuses, tantôt elles sont assez abondantes pour provoquer la syncope et constituer par leur répétition un véritable danger pour le malade.

Quand la stupeur et l'adynamie sont très intenses, le décubitus dorsal prolongé expose le malade à la production d'eschares au sacrum (Vallin), de furoncles et d'abcès sous-cutanés multiples (Gerloczy).

Enfin Vallin a observé un cas de rupture musculaire; celle-ci portait, comme il arrive le plus souvent dans la fièvre typhoïde, sur les deux muscles droits de l'abdomen; ce fait montre que la dégénérescence musculaire dans les maladies infectieuses ne doit pas être mise sur le compte de l'altération de la myosine sous l'influence des hautes températures, mais qu'elle est due à l'intoxication.

Forme hypothermique. — A côté des formes apyrétiques proprement dites, on peut exceptionnellement observer une forme hypothermique de la dothiénentérie. Un grand nombre de maladies infectieuses, la pneumonie, la grippe, la fièvre typhoïde, peuvent évoluer avec une température au-dessous de la normale. Mais, pour la fièvre typhoïde en particulier, les cas en sont rares et on ne connait guère qu'un fait authentique dû à M. le professeur Potain. Dans cette observation que nous rapportons plus loin en détail (voir obs. XXI), la maladie débute d'une façon assez brusque, mais comme les cas ordinaires par de la céphalée, des épistaxis, une courbature générale, de l'accablement; puis surviennent la perte de sommeil, enfin la diarrhée, et le malade entre à l'hôpital le sixième jour de sa maladie.

A cette époque, les symptômes précédents, le ballonnement du ventre avec gargouillement de la fosse iliaque droite, la prostration font songer à une fièvre typhoïde, mais la rate parait normale, on ne compte que 84 pulsations par minute et le thermomètre ne marque que 37°,2. Le diagnostic s'impose les deux jours suivants quand on voit la rate augmenter de volume et atteindre jusqu'à 15 centim. dans son plus grand diamètre, en même temps qu'apparaissent sur l'abdomen des taches rosées lenticulaires manifestes ; mais le thermomètre, au lieu de s'élever, s'abaisse régulièrement au-dessous de la normale, il reste ensuite stationnaire à 36° ou 36°,2 pendant la période d'état ; enfin il remonte à la température normale au moment où la convalescence s'établit. Le pouls se ralentit parallèlement à l'abaissement de température ; il devient de moins en moins fréquent, puis reste ralenti pendant la période d'état, pour acquérir de nouveau sa fréquence normale, et le malade est guéri.

Ce qui caractérise cette forme hypothermique, c'est l'évolution qui constitue en quelque sorte une fièvre *renversée*. Ici le cortège symptomatique est au complet ; mais le tracé thermométrique si caractéristique des formes fébriles avec sa période d'oscillations ascendantes, sa période d'oscillations stationnaires et sa période d'oscillations descendantes, se dessine au-dessous de 37° avec les mêmes oscillations caractéristiques. C'est pour ainsi dire un type inverse, ce que M. Teissier appelle une hypothermie fébrile. Le terme de type inverse s'appliquerait bien à ce tracé, s'il n'avait été depuis longtemps à ces anomalies du mouvement fébrile dans lesquelles les maxima de température s'observent le matin et les minima le soir. Elle rentre dans le groupe des maladies que M. Chauffard a appelées maladies à *thermogénèse intervertie*.

CHAPITRE IV

Diagnostic.

Depuis longtemps on attache une grande importance à la marche de la température dans le diagnostic de la fièvre typhoïde. Les oscillations thermométriques d'abord ascendantes, puis stationnaires, puis descendantes, sont suffisamment caractéristiques. Dès le début même de la maladie, Wunderlich avait cru trouver dans l'évolution de la fièvre des caractères suffisants pour affirmer le diagnostic. Il les a résumés sous forme de deux lois qui portent son nom et que nous n'avons pas besoin de répéter ici. On conçoit que, si toute élévation de la température vient à faire défaut, le diagnostic soit souvent rendu très difficile. Il sera basé sur l'altération progressive de la santé générale. L'abattement, l'anorexie, la céphalalgie, les épistaxis, le vertige qui se produit surtout dans la station assise, doivent faire songer au début d'une dothiénentérie. Pendant le premier septénaire, on n'a pour se guider que ces symptômes peu caractéristiques; et, le plus souvent, en l'absence de la fièvre, le médecin se trouvera dans l'impossibilité d'affirmer la nature éberthienne de la maladie. Bientôt la diarrhée, le gargouillement et la douleur à la pression dans la fosse iliaque droite, les bourdonnements d'oreilles, un certain degré de stupeur complètent le tableau sans emporter la conviction à cet égard. Enfin la tuméfaction notable de la rate et, à partir du huitième jour, l'apparition sur l'abdomen de taches lenticulaires rosées ne sauraient guère laisser de doute sur le diagnostic de fièvre typhoïde. Cependant les taches, que Peter appelait « l'étiquette de la dothiénentérie », peuvent faire défaut; le diagnostic devient alors très difficile à établir; on n'a plus que des présomptions fondées sur les symptômes précédemment énumérés, sur les conditions épidémiques dans lesquelles la maladie est apparue chez un sujet jeune, nouveau venu dans une grande ville ou dans un milieu infecté, indemne de fièvre typhoïde antérieure, sur la coïncidence de râles sonores disséminés, surtout abondants à la partie inférieure du thorax.

La rate est un des organes où l'on rencontre le plus souvent le bacille de la fièvre typhoïde, c'est même dans ce viscère qu'Eberth et Gaffky ont découvert l'agent pathogène. Aussi Philippowicz le premier, eut l'idée d'aller puiser dans cet organe le principal élément de diagnostic. Lucatello, puis MM. Chantemesse et Widal eurent recours à ce procédé. Après un nettoyage rigoureux de la région splénique, ils enfoncent, avec les plus minutieuses précautions aseptiques, dans la rate, un trocart capillaire; on retire ainsi quelques gouttes de sang avec lesquelles on ensemence des tubes de culture variés. Si l'on opère en pleine période d'état de la maladie, on obtient ordinairement des résultats positifs. Ce procédé n'est peut-être pas inoffensif; en tout cas, il ne donne pas de résultat certain au début de l'affection; de plus, il est inapplicable pour la plupart des praticiens, peu expérimentés et d'ailleurs mal outillés pour les recherches de laboratoire.

Les mêmes réflexions s'appliquent à la recherche du bacille dans les matières fécales. Uffelmann, MM. Chantemesse et Widal y ont trouvé le bacille d'Eberth en grande abondance, surtout du dixième au vingtième jour. Mais il faut se servir d'un milieu phéniqué pour éviter la liquéfaction rapide des plaques de gélatine sous l'influence des nombreux microbes que renferment les matières fécales. Si l'on ensemence une anse de matières typhiques dans 10 centim. cubes de gélatine additionnée de cinq ou six gouttes d'une solution phéniquée à 5 p. 100, la présence du phénol arrête pour un certain temps le développement des colonies étrangères et on obtient généralement, sur les plaques de gélatine ainsi confectionnées, des colonies plus ou moins nombreuses du bacille d'Eberth sans liquéfaction rapide de la gélatine.

De nombreux travaux ont montré l'absence des bacilles dans l'urine en dehors de toute complication rénale. « Une élimination physiologique des microbes par les reins ne s'observe pas; la présence des microbes pathogènes dans l'urine est toujours liée à des localisations morbides de l'appareil uropoiétique. » (Wyssokovitch.)

L'*augmentation de volume de la rate* a donc une grande importance diagnostique; Peter insistait sur la douleur provoquée par la percussion de la rate tuméfiée; l'augmentation de volume a beaucoup plus de valeur, mais elle peut être difficile à apprécier si on n'apporte pas beaucoup d'attention à cet examen. La palpation est une méthode défectueuse et insuffisante, car la rate n'a pas une position invariable par rapport à la paroi thoraco-abdominale ; elle peut augmenter de volume surtout dans sa partie supérieure qui se cache sous le diaphragme ; même quand elle déborde les fausses côtes, elle a ordinairement une consistance molle, de sorte qu'elle peut échapper à la palpation, bien que les Allemands déclarent souvent la rate *facile à sentir* par le palper. La percussion est le seul mode d'exploration qui puisse donner des résultats sérieux ; elle doit être faite de la manière qu'indique M. le professeur Potain. Il faut percuter de la périphérie vers l'organe suivant une série de lignes convergentes en s'arrêtant toujours au moment où la submatité indique qu'on a atteint les limites de l'organe. La percussion de l'organe lui-même est inutile, puisqu'on ne cherche que ses limites. La partie supérieure est cachée sous le diaphragme et recouverte par une partie du poumon, il faut donc en ce point percuter assez fortement ; la partie inférieure au contraire est superficielle, elle repose sur le grand cul-de-sac de l'estomac et sur l'intestin, elle ne sera délimitée que par une percussion légère, qui ne fasse pas résonner les parties voisines. Lorsqu'on trouve la rate augmentée de volume, on doit s'assurer que le malade n'a pas eu de paludisme antérieur ou qu'il n'a pas habité des pays où règne la malaria, car certaines infections palustres ne se manifestent que par la tuméfaction splénique.

Faute de savoir rechercher cette tuméfaction splénique, on s'expose à des erreurs ; c'est ainsi qu'on lit dans la thèse de Brothier que le gonflement de la rate n'a pas été nettement appréciable, même dans les cas où l'autopsie a révélé une hypertrophie considérable de cet organe, « de sorte qu'on ne doit guère compter sur ce signe ». C'est là une opinion que nous ne pouvons accepter, et qui n'a pour excuse qu'une méthode d'exploration défectueuse.

L'embarras gastrique simple coïncide le plus souvent avec une constipation assez opiniâtre ; on n'y observe ordinairement pas la douleur à la pression de la fosse iliaque droite ni le gargouillement limité à cette région ; la rate n'est pas tuméfiée ou, si elle est un peu augmentée de volume, elle n'atteint presque jamais les dimensions qu'elle acquiert dans la fièvre typhoïde. Les vomissements répétés plaident en faveur de l'embarras gastrique. Enfin les éméto-cathartiques entraînent ordinairement dans cette dernière affection une guérison rapide et définitive, tandis que cette thérapeutique, qui peut parfois amener aussi une détente dans les symptômes typhiques, ne produit alors qu'une rémission passagère, et bientôt la maladie reprend le cours de son évolution. On a signalé l'apparition précoce de l'herpes labialis comme un signe suffisant pour faire rejeter l'hypothèse d'une dothiénentérie ; ce criterium n'a pas de valeur, car si l'herpès est en effet exceptionnel dans la fièvre typhoïde, il peut cependant y être observé. L'embarras gastrique est d'ailleurs un des éléments principaux de l'infection par le bacille d'Eberth ; il existe même des cas où la maladie, qui d'abord a été une fièvre typhoïde très nette, réitère sous la forme d'un embarras gastrique

En dehors de la notion d'épidémie régnante, l'erreur est parfois presque impossible à éviter. Bon nombre d'auteurs considèrent au moins un certain nombre d'embarras gastriques fébriles comme des fièvres typhoïdes atténuées ou fébricules typhoïdes; il y a lieu de se demander si certains embarras gastriques non fébriles ne doivent pas être rapprochés des dothiénentéries apyrétiques légères.

La *grippe*, qui s'accompagne ordinairement d'une élévation de température, peut évoluer sans fièvre et simuler la fièvre typhoïde apyrétique par l'abattement, la courbature, l'embarras gastrique qui l'accompagnent. En dehors des conditions épidémiques qui la provoquent, on basera le diagnostic sur le mode de début qui n'est pas progressif comme dans la fièvre typhoïde, mais soudain, sans prodromes, par le brisement des membres et une rachialgie intense. Le pouls n'a pas un dicrotisme aussi prononcé, la tuméfaction de la rate est moins marquée, il y a de la prostration plutôt que l'état de stupeur, les troubles digestifs sont moins prédominants, les troubles respiratoires sont plus intenses.

Dans certaines formes de *tuberculose aiguë* avec phénomènes typhoïdes, la fièvre peut manquer : « La phtisie catarrhale peut évoluer sans qu'à aucun moment la température s'élève au-dessus de la normale » (Dreyfus-Brisac et Bruhl). Hager (1) et Joseph (2) ont cité plusieurs cas où le thermomètre n'atteignit jamais 38°; plus

(1) *Deutsche med. Wochenschr.*, 1881, n°s 40 und 41.
(2) *Deutsche med. Wochenschr.*, 1891, n° 28.

récemment, Leichtenstern (1) a cité des faits semblables. On conçoit que si l'auscultation ne révèle que des râles disséminés de bronchite, on puisse penser à la fièvre typhoïde. Cependant la tuméfaction de la rate est ordinairement moins considérable dans la tuberculose ; la dyspnée y est beaucoup plus intense ; en l'absence de signes stéthoscopiques caractéristiques, on note parfois la prédominance des râles de bronchite aux sommets ; on observe souvent une hyperesthésie assez prononcée qu'on ne rencontre guère à un pareil degré dans la dothiénentérie ; enfin, d'après Bouchut, la recherche de granulations tuberculeuses sur la choroïde à l'aide de l'ophtalmoscope pourrait aider au diagnostic. La recherche des bacilles de Koch dans les crachats est ordinairement négative, de plus, beaucoup de malades ne crachent pas ; aussi, le diagnostic demeure assez souvent incertain, jusqu'à ce que la marche de l'affection ou une complication inattendue ne laisse plus d'hésitation.

La *tuberculose chronique ulcéreuse* même peut parfois chez certaines hystériques s'accompagner d'embarras gartrique et d'un certain degré de prostration qui donne à la malade l'apparence d'une typhique, surtout si elle s'accompagne de diarrhée et d'un peu de sensibilité de l'abdomen. Mais, en même temps que les antécédents héréditaires et personnels, l'auscultation des sommets, la recherche du bacille de Koch dans les crachats feront affirmer la tuberculose pulmonaire, l'absence de la mégalosplénie, l'état névropathique de la malade, la recherche des stigmates hystériques feront reconnaître

(1) *Deutsche med. Wochenschr.*, 1891, n° 32.

la part de l'élément nerveux dans le syndrome observé.

La *néphrite interstitielle* entraîne parfois, par suite d'une élimination insuffisante des déchets par le rein, des phénomènes analogues à ceux de la dothiénentérie. La présence d'une petite quantité d'albumine dans l'urine ne suffit pas à trancher le diagnostic, car on peut trouver de l'albumine en petite quantité dans la fièvre typhoïde; d'autre part, la faible albuminurie trouvée dans l'urine des brightiques peut, à certains moments, devenir inappréciable, constituant ce que MM. Lécorché et Talamon ont appelé l'albuminurie minima. Mais on a, pour reconnaître le brightisme, de meilleurs signes sur lesquels M. le professeur Potain a depuis longtemps attiré l'attention : ce sont l'exagération de la tension artérielle et le bruit de galop ventriculaire gauche qui en est la conséquence. Tandis que dans la fièvre typhoïde la pression artérielle est toujours une pression basse, dans le mal de Bright cette pression est ordinairement exagérée, et toute pression sanguine artérielle que le sphygmomanomètre de M. Potain montre égale ou supérieure à 25 centimètres de mercure est absolument caractéristique du mal de Bright. C'est cette hypertension qui produit dans la région ventriculaire un bruit spécial appelé par le professeur Potain bruit de choc ou de tension diastolique. Ce bruit anormal, quand on le constate au niveau du ventricule gauche, a une valeur diagnostique considérable.

La *syphilis*, au début de la période secondaire, peut donner lieu à du malaise, de la courbature, des douleurs vagues dans les jointures, de la céphalalgie, un certain degré de prostration, même une tuméfaction de la rate, capables de simuler pendant quelques jours une dothiénentérie apyrétique; mais les antécédents apprennent l'existence d'un chancre, dont on peut parfois retrouver les traces; la tuméfaction autour de la rate est toujours modérée; il n'y a pas de diarrhée, ni ballonnement du ventre, ni gargouillement dans la fosse iliaque droite, la céphalée est surtout nocturne; ces phénomènes disparaissent assez rapidement et bientôt les accidents cutanés annoncés par ces malaises viennent éclairer le diagnostic.

L'*appendicite*, même dans sa forme légère, s'accompagne parfois de symptômes généraux assez graves pour simuler une fièvre typhoïde, mais le début souvent brusque de la maladie par une douleur vive dans la fosse iliaque droite; la douleur intense et la rénitence qui en l'absence de la tuméfaction ne font jamais défaut dans cette affection, la constipation, surtout l'absence d'hypertrophie splénique, ne permettront pas de confondre les deux maladies; la douleur iliaque est plus intense dans l'appendicite; les vomissements sont plus rares dans la fièvre typhoïde.

Enfin la prédominance du délire jointe à l'absence de fièvre peut faire confondre la dothiénentérie apyrétique avec la *vésanie*, la *manie aiguë*, la *mélancolie avec stupeur*. Ce n'est que par un examen attentif du malade et par la marche de l'affection qu'on reconnaîtra l'infection par le bacille d'Eberth.

La fièvre typhoïde étant reconnue, il ne faut pas, en présence d'une température normale ou au-dessous de la normale, se hâter de conclure à la forme apyrétique de la maladie chez un sujet qu'on voit pour la première fois ou que l'issue rapide des accidents n'a pas permis de suivre. Il sera facile le plus souvent de rapporter à sa véritable cause l'hypothermie passagère due à une hémorrhagie intestinale ou à l'état de collapsus. Quand ces complications entraînent rapidement la mort du malade, l'anamnèse ne peut rendre de services pour le diagnostic de la forme apyrétique, car les observations sont nombreuses où le sujet se sentait si peu malade qu'il n'avait pas cessé de se livrer à ses occupations journalières et où le thermomètre révélait une augmentation plus ou moins notable de la température centrale. Ce fait est d'autant plus important qu'assez souvent l'aggravation même des symptômes nerveux, caractérisée par un délire intense, entraîne une chute de la température, comme Liebermeister l'avait déjà remarqué. M. Bernheim (de Nancy) en a relaté un exemple frappant, où l'intensité des troubles cérébraux, jointe à l'apyrexie, lui fit mettre en doute pendant plusieurs jours le diagnotic posé par un confrère ; après la cessation de ces troubles cérébraux, la température reprit son niveau élevé et la fièvre typhoïde continua son cours ordinaire. Aussi, ce n'est qu'après avoir observé le malade pendant plusieurs jours qu'on sera autorisé à affirmer la forme apyrétique de la maladie.

Le diagnostic est donc toujours entouré de difficultés, et parfois c'est une complication inopinée, une péritonite suraiguë par perforation ou une hémorrhagie intestinale qui dévoile tout à coup la maladie. Si l'on considère que, dans un grand nombre de cas, les symptômes sont très atténués, on conçoit que le médecin ne recherche pas les deux seuls signes certains de la fièvre typhoïde : l'hypertrophie de la rate et la présence de taches rosées, de sorte que sans doute un certain nombre de dothiénentéries apyrétiques passent inaperçues sous le couvert de l'embarras gastrique.

CHAPITRE V

Marche. Pronostic.

Les formes apyrétiques de la fièvre typhoïde ne sont pas des formes abrégées de la maladie; elles durent en moyenne de deux à quatre semaines. La plupart se terminent par la guérison; mais la mort peut survenir soit par les progrès de l'adynamie, soit par une complication. Nous avons vu, en effet, que l'apyrexie ne met pas à l'abri des complications ordinaires de la maladie (hémorrhagies intestinales, perforation de l'intestin, etc.). La moyenne de la mortalité est difficile à préciser. Si l'on en jugeait uniquement d'après les observations publiées, le pronostic serait grave. Les 2 cas rapportés par Wendland se sont terminés par la mort; Strube, ayant réuni 163 cas où la température n'a pas dépassé 39°,6, ne trouve qu'une mortalité de 16 p. 100; mais déjà Fraentzel ayant réuni 41 cas où la température n'a pas dépassé 39° trouve 16 cas mortels, ce qui donne une mortalité considérable de 39 p. 100; nous-même, d'après les observations parcourues, avons trouvé une mortalité de 42 p. 100, mais nous pensons que le pronostic est en réalité beaucoup plus bénin que ne semblent l'indiquer ces chiffres élevés; en effet, un grand nombre de formes apyrétiques sont sans doute méconnues, soit en raison de leur bénignité, soit parce que, dans les cas graves, l'autopsie n'est pas venue révéler la nature de l'affection, un plus grand nombre encore n'ont pas été publiés, et les auteurs n'ont jugé dignes d'être notés que les cas où l'apyrexie coïncidait avec des symptômes graves.

Les principaux éléments de pronostic que, dans les formes fébriles, le clinicien a à sa disposition, font ici défaut ; il ne peut plus consulter l'intensité de la fièvre, l'amplitude de ses oscillations diurnes, ni la fréquence du pouls. Il sera prudent dans ces cas de réserver le pronostic et de ne pas prendre à la lettre le mot de Louis : « un pouls médiocrement accéléré est favorable au pronostic, et doit faire conjecturer que la marche de l'affection sera rapide ». Toutefois, si la lenteur du pouls n'annonce pas la bénignité de la maladie, la mort a le plus souvent coïncidé avec une accélération du pouls. Le nombre des taches rosées n'a pas plus de valeur pronostique dans la forme apyrétique que dans les formes classiques. On sait que l'abondance des taches est plutôt d'un pronostic favorable.

Chez les individus épuisés et surmenés, comme les soldats en campagne, la marche de la maladie est rapide et la mort plus fréquente (Fraentzel).

Le diabète, l'alcoolisme surtout, constituent des causes d'aggravation de la maladie.

On voit par là que l'apyrexi· n'est pas toujours un signe de bénignité, et que la · dothiénentérie commune n'emprunte pas toute sa gravité à l'élévation considérable de la température.

Pendant la convalescence, on peut observer une *réité-*

ration de la maladie. Dans les deux cas dus à Albrecht et à Gerhardt, la température n'y a pas eu une évolution différente de celle qu'elle avait présentée lors de la première atteinte; de sorte qu'on peut dire qu'une fièvre typhoïde apyrétique réitère sous cette même forme apyrétique.

CHAPITRE VI

Étiologie.

Fréquence. — La forme apyrétique de la fièvre typhoïde est assez rare, si on ne considère que les cas bien caractérisés; ceux qui ont été publiés sont encore trop peu nombreux pour que les chiffres aient quelque valeur. Strube a réuni 163 cas où la température était basse, mais il compte dans ce nombre tous ceux où le thermomètre ne s'est pas élevé au-dessus de 39°,6. Dans 14 de ces cas, « la température resta normale pendant toute la durée de la maladie, quelquefois même elle fut au-dessous de la normale, tombant jusqu'à 36°,2; cependant les taches rosées, la diarrhée, la bronchite, la céphalalgie, le vertige, le délire mettaient hors de doute le diagnostic de fièvre typhoïde ». Fraentzel a réuni 41 cas où le thermomètre n'atteignit jamais 39° C.; dans 3 cas, le mercure ne monta pas au-dessus de 37°,3 C.

Les causes qui entraînent la marche apyrétique de la fièvre typhoïde sont peu connues.

Age. — Cette forme de la maladie s'observe surtout entre 20 et 30 ans; encore assez fréquente entre 30 et 40 ans et entre 10 et 20 ans, elle devient beaucoup plus rare après 40 ans. Gerhardt cite 15 observations qui, au point de vue de l'âge, se répartissent de la façon suivante : 6 de 20 à 30 ans ; 4 de 10 à 20 ans ; 3 de 30 à 40 ans et 2 de 40 à 50 ans.

La vieillesse, chez qui la plupart des maladies infectieuses ne provoquent que des réactions très modérées, semblerait devoir prédisposer aux formes apyrétiques de la dothiénentérie ; mais la fièvre typhoïde y est rare, et si l'élévation de température y est, en effet, modérée, elle ne fait cependant pas défaut. Nous n'en connaissons qu'un exemple, chez le vieillard de 82 ans dont parle Guéneau de Mussy (Obs. XVIII). Les enfants ont facilement la réaction fébrile ; cependant les auteurs ont depuis longtemps remarqué que dans le jeune âge la dothiénentérie s'accompagne d'une fièvre moins intense que chez l'adulte ; le seul cas que nous avons recueilli de fièvre typhoïde apyrétique chez l'enfant est la fillette de 9 ans observée par Gerloczy (Obs. XVI).

Sexe. — Le sexe n'a pas grande importance ; si sur 38 cas nous avons trouvé 23 cas chez l'homme et 15 chez la femme ; Gerhardt, sur un total de 15 malades, donne la proportion de 8 femmes pour 7 hommes.

La *privation de nourriture*, les *fatigues exagérées*, les *excès* de tout genre, ont été signalés comme cause adjuvante ; Strube y a insisté à propos de l'épidémie qui survint chez les soldats épuisés de l'armée qui assiégeait Paris en 1871.

Les conditions hygiéniques mauvaises aggravent surtout le pronostic. On peut en dire autant de la *tuberculose* et de la *syphilis* qui ont été également invoquées. On a vu l'apyrexie persister chez des individus robustes et bien constitués.

L'*alcoolisme* est une cause plus sérieuse, et dans les formes ordinaires de la dothiénentérie, on sait que le thermomètre s'élève rarement à un haut degré chez les alcooliques. Gerhardt, Greisinger, Bamberger ont signalé la même influence hypothermisante du *diabète*, mais aucune de nos observations ne révèle l'existence de cette diathèse chez les malades apyrétiques.

M. Teissier (de Lyon) invoque comme condition individuelle la *perméabilité imparfaite du rein*. Il fait remarquer que la plupart de ces *pyrexies apyrétiques* surviennent chez des malades qui ont eu antérieurement le rein lésé ; le malade de M. Potain avait eu la scarlatine quelques mois avant sa fièvre typhoïde apyrétique et l'action de cette infection sur le rein est aujourd'hui bien connue : « C'est pour cela que tout en tenant très grand compte des expériences de laboratoire, qui semblent prouver sans doute que les toxines hypothermisantes sont susceptibles de jouer un certain rôle dans la production des phénomènes classiques, j'ai, de par l'observation des malades, une certaine disposition à admettre qu'une des causes importantes de ces hypothermies fébriles relève de l'accumulation, et surtout du retard dans l'élimination des produits de la désorganisation cellulaire, sous l'influence d'un certain degré héréditaire ou acquis d'insuffisance rénale. » (Teissier.)

Nous devons reconnaître que nos observations sont le plus souvent muettes sur l'état du rein avant la maladie.

CHAPITRE VII

Pathogénie.

Il sera difficile d'expliquer l'absence de fièvre tant qu'on ne connaîtra pas le mécanisme de production de la fièvre dans les maladies infectieuses. Celle-ci est-elle due à l'activité exagérée des phénomènes de phagocytose (Gamaleïa) ou à l'action spéciale de certaines toxines sur les centres nerveux? la question n'est pas encore résolue.

Pour rendre compte de l'apyrexie dans les infections ordinairement fébriles, on a invoqué une prédisposition individuelle; cette raison ne peut être acceptée, puisque les malades qui présentent cette forme apyrétique de la dothiénentérie sont capables de faire de la fièvre sous l'influence d'autres infections, et qu'il suffit d'ailleurs d'une complication pour produire l'élévation de température.

La source du contage ne semble pas avoir une action plus efficace. Dans une observation de Wendland, la mère et la sœur de la malade, bien qu'ayant puisé la maladie aux mêmes origines, et placées dans les mêmes conditions hygiéniques, eurent une fièvre typhoïde également grave mais avec élévation considérable de température.

On a attribué l'apyrexie à une atténuation du virus ; celle-ci ne peut expliquer que les cas légers et ne peut s'appliquer aux cas graves qui se sont accompagnés de dégénérescence et de rupture musculaires, indices d'une intoxication profonde de l'organisme. On connait aujourd'hui un certain nombre de moyens capables d'accroître la virulence du bacille typhique : tel le passage de cobaye à cobaye, et c'est ainsi que MM. Chantemesse et Widal, Sanarelli, ont pu reproduire la fièvre typhoïde expérimentale ; telle encore l'association au bacille d'Eberth d'autres microbes comme le streptocoque ou le bacillus coli. Il est même permis de supposer que, dans le syndrome morbide, il faut faire une part aux produits toxiques engendrés dans le tractus intestinal par le streptocoque, le coli-bacille, divers ferments anaérobies, etc. « Le coli-bacille joue, sans doute, un rôle dans l'étiologie de la fièvre typhoïde, non point en qualité de microbe spécifique, mais comme un auxiliaire plus ou moins utile, inférieur dans sa puissance au streptocoque et à d'autres saprophytes du tube intestinal » (Aviragnet) (1). Il est regrettable que dans ces formes apyrétiques des recherches n'aient pas été faites au point de vue bactériologique. Peut-être l'apyrexie est-elle due à diverses associations microbiennes. Le coli-bacille en particulier pourrait bien n'être pas étranger à l'abaissement de la température ; cette action hypothermisante du coli-bacille a été mise en évidence dans certains cas

(1) Aviragnet. Fièvre typhoïde expérimentale. *Bullet. médic.*, 15 janvier 1893.

par MM. Gilbert et Boix, et récemment M. Hanot (1) a cité un fait d'ictère grave hypothermique dû au colibacille. MM. Rodet et Courmont ont prouvé que le staphylocoque pyogène peut aussi produire des toxines hypothermisantes.

En tout cas, l'intensité de la fièvre n'est pas en rapport direct avec la virulence de l'agent pathogène et semble dépendre surtout du mode de réaction de l'organisme. Chez les animaux auxquels on a donné l'infection typhique, l'augmentation de température a été passagère ou nulle. « Le symptôme qui prédomine dans la fièvre typhoïde humaine, c'est la température élevée, dont les courbes caractéristiques donnent parfois des signes pronostiques d'une grande importance. *Pourtant l'effet immédiat de la toxine typhique sur l'organisme animal ne semble pas être l'augmentation de la thermogenèse.* Cette dernière s'accentue seulement lorsque, du côté de l'organisme, quelque résistance se présente à l'infection ; lorsque le processus morbide tend à assumer un caractère chronique, ou tourne directement à la guérison. Dans les cas suivis de mort, l'élévation thermique se manifeste seulement pendant une courte période, immédiatement consécutive à l'inoculation du virus, et dure à peu près une heure lorsqu'on pratique l'inoculation dans le péritoine, et de deux à quatre heures si elle est pratiquée sous la peau. Après cette réaction transitoire, commence tout de suite un abaissement progressif de la température, qui se prononce de plus en plus jusqu'à la mort de l'animal »

(1) *Soc. médic. des hôp.*, séance du 4 mai 1894.

(Sanarelli) (1). De même, MM. Chantemesse et Widal, après avoir déclaré qu'en général chez les animaux inoculés, le cycle fébrile parcourt trois étapes correspondant à une période d'état stationnaire, une période fébrile, une période d'algidité, ajoutent : « Le cycle thermique peut subir des variations multiples. La période d'ascension survient parfois presque aussitôt après l'inoculation. *La période fébrile peut manquer ou se borner à une élévation de quelques dixièmes de degré.* Le stade d'algidité peut survenir brusquement et ne précéder la mort que d'une ou deux heures (2). » On ne peut toutefois assimiler les résultats de l'infection typhique expérimentale chez les animaux à la fièvre typhoïde de l'homme :

« Pas plus chez le cobaye que chez la souris, nous n'avons la prétention de reproduire l'image fidèle de la fièvre typhoïde de l'homme. En exaltant la virulence du bacille typhique, nous déterminons avec ce microbe une septicémie expérimentale analogue à celle produite dans les mêmes conditions par le coli-bacille ou le microbe du choléra. Ce n'est ni le syndrome ni les lésions de la dothiénentérie que nous nous obstinons à reproduire expérimentalement » (Chantemesse et Widal) (3).

Si l'on excepte les travaux qui ont eu pour objet le bacille pyocyanique, on connaît peu encore les toxines

(1) Sanarelli. Études sur la fièvre typh. expériment. *Ann. de l'Instit. Pasteur*, novembre 1892.

(2) Chantemesse et Widal. Étude sur l'infection typhique. *Ann. de l'Instit. Pasteur*, 1892.

(3) *Loco citato.*

sécrétées par les microbes spécifiques. Brieger, en 1885, avait retiré des vieilles cultures du bacille typhique, une ptomaïne qu'il obtint même à l'état cristallisé et qu'il appela typhotoxine. Plus récemment, avec l'aide de Fraenkel (1), il reprit cette étude, et obtint un produit toxique que ces deux auteurs considèrent comme une toxalbumine. Mais les propriétés de cette substance sont loin d'être éclaircies. D'autre part, les recherches faites dans ces derniers temps sur les variations du pouvoir thermogène de l'urine ont montré que, dans les urines des malades atteints de fièvre typhoïde, se trouvent des toxines sécrétées par le bacille d'Eberth et douées de propriétés hypothermisantes. On a été ainsi conduit à expliquer l'apyrexie par la prépondérance, dans les produits d'origine microbienne, des substances hypothermisantes sur les substances pyrétogènes. Cette hypothèse paraît la plus vraisemblable. Malheureusement, les résultats expérimentaux ne sont pas absolument concluants; en dehors des autres causes d'erreur, telles que l'immobilité forcée des animaux dans la position dorsale, on peut objecter que ces hypothermies obtenues chez l'animal sont toujours temporaires et suivies d'une phase d'élévation thermométrique.

Plus récemment, M. Teissier (de Lyon) a proposé une autre théorie, d'après laquelle l'apyrexie est due à l'action sur les centres calorifères et sur les vaso-dilatateurs périphériques des matériaux de la désassimilation dus aux traumatismes cellulaires d'origine microbienne et

(1) *Berlin. klin. Wochenschr.*, mars 1890.

accumulés dans l'organisme. Cette accumulation serait surtout favorisée par les lésions du rein qui rendent cet organe imperméable. Déjà le professeur Bouchard, après avoir noté l'abaissement de température qui suit l'injection dans le sang de l'urine normale, avait fait remarquer que « les substances hypothermisantes, avant d'être dans les urines, étaient dans le sang où elles agissaient peut-être en modérant la calorification, ainsi qu'elles le font quand on les introduit artificiellement dans la circulation ». Et il ajoutait : « Ce qui me confirmerait dans cette pensée, c'est que, si le rein est peu perméable, si les matériaux qui devraient constituer l'urine sont retenus dans le sang et s'y accumulent, il n'est pas rare de voir survenir l'hypothermie. »

CHAPITRE VIII

Traitement.

Dès que le diagnostic de fièvre typhoïde est établi, le malade doit être soumis à un régime sévère, qui lui permettra d'éviter les complications. Le grand danger de la forme apyrétique, c'est qu'elle est facilement méconnue; et par suite le malade est souvent exposé aux conséquences fâcheuses que provoquent les écarts de régime dans la fièvre typhoïde classique. Les laxatifs en cas de constipation, les antiseptiques intestinaux, comme le naphtol, seront utilement conseillés. On nourrira le malade avec du lait, du bouillon, des potages légers, et on lui prescrira avec avantage quelques toniques, comme le vin et l'extrait mou de quinquina.

L'emploi des antipyrétiques dans une maladie apyrétique semble au premier abord paradoxal; quelques observations montrent qu'ils pourraient cependant être utilisés dans la forme hypothermique décrite par M. Potain. Schwartz a constaté que tous les antipyrétiques (acide salicylique, quinine, antipyrine, thalline, etc.) amènent une élévation de la température périphérique, si cette dernière était préalablement basse et, au contraire, un abaissement si elle était élevée. Lichtenstern a vu, chez un jeune garçon atteint de dothiénentérie, l'administration de 2 gr. de quinine suivie d'une élévation notable de la température. M. Lépine a, de son côté, insisté sur l'action paradoxale des médicaments antipyrétiques; il a vu la quinine, l'antipyrine, le salicylate de soude élever la température jusqu'à 40° et au delà, chez des paludéens, des typhiques, des phtisiques et des rhumatisants. M. Teissier enfin a obtenu dans les pyrexies apyrétiques d'excellents résultats de la quinine : « Il ne saurait y avoir d'hésitation; et le médicament par excellence de ces états fébriles apyrétiques ou hypothermiques, c'est le sulfate de quinine. L'expérience nous l'a montré depuis longtemps : le sulfate de quinine, outre ses propriétés toniques et antiseptiques, agit très certainement comme régulateur de la température centrale; il est probable enfin qu'il exerce sur la périphérie une action vaso-constrictive qui lutte contre les déperditions de calorique et contribue de ce fait à relever assez rapidement la température » (Teissier).

On fera boire largement ces malades, et on provoquera la sécrétion urinaire par des lavements d'eau froide, en même temps qu'on stimulera les fonctions cutanées par des frictions sèches ou alcoolisées.

Dans la fièvre typhoïde commune, le médecin trouve dans le tracé thermométrique un guide précieux pour le retour à l'alimentation ordinaire du malade. Ce guide ne lui fera pas défaut dans la forme hypothermique; ici, l'élévation progressive de la température jusqu'à la normale indique l'entrée en convalescence et autorise une alimentation plus substantielle. Mais dans la forme apyrétique proprement dite, la convalescence n'est plus inscrite sur la feuille de température et le médecin ne peut avoir également que des présomptions sur la date de son début. Il sera prudent, dans ces cas, d'attendre la disparition complète des symptômes présentés par le malade, et d'apporter les plus grandes précautions dans le retour progressif à l'alimentation ordinaire.

OBSERVATIONS

Observation I (résumée). — *Dothiénentérie apyrétique. Hémorrhagie intestinale. Guérison.* (Mémoire de Vallin, dans les *Archives gén. de méd.*, 1873.)

B..., infirmier, 24 ans, entre le 21 mai 1867 au Val-de-Grâce. Homme vigoureux, bien constitué, au service depuis 13 mois.

Malaise général, courbature, anorexie depuis cinq jours. Un éméto-cathartique le 19. A l'entrée, le 22 mai, pouls 72, peau fraîche; langue blanchâtre, pâteuse, sans sécheresse, anorexie complète; deux selles hier en vingt-quatre heures; pas de douleur dans la fosse iliaque. Intelligence très nette, le malade se plaint surtout de courbature, de brisement des membres, de vertige quand il veut marcher, de céphalalgie habituelle; légère épistaxis ce matin. Température le matin 37°,2; le soir 36°,6.

Le 23. Même état que la veille; céphalalgie persistante, sommeil difficile la nuit, pas de diarrhée; anorexie complète; pas de taches rosées. Température le matin 37°, le soir 37°,2.

Du 24 mai au 1er juin, le malade reste dans cet état indéfini; intelligence complète, sans traces de stupeur; faiblesse, tendance au vertige, ce qui ne l'empêche pas de se lever plusieurs fois chaque jour; céphalalgie, rêvasseries la nuit; anorexie absolue, pas de diarrhée, ni gargouillement, ni taches rosées. La température du matin et du soir oscille de quelques dixièmes autour de 37°, sans dépasser jamais 37°,4, chiffre qu'elle atteignait le soir du 1er juin.

Le 2 juin. État de collapsus; face pâle, pouls faible, peau fraîche; température 36°,4; facies très altéré, ventre non ballonné; indolent. Le malade a eu dans la nuit une hémorrhagie intestinale : une première selle a donné issue à plus d'un litre de sang, ce qui a provoqué une syncope; elle a été suivie d'une seconde selle sanglante qui est de plus de 400 grammes. Une dernière selle noirâtre, peu abondante, dans la journée.

Pendant cinq jours après l'hémorrhagie, prostration très marquée; le malade répond mal aux questions; langue sèche, fuligineuse, facies altéré; délire la nuit, incontinence d'urine, amaigrissement très notable, la température se maintient entre 39° le matin et 39°,5 le soir. Rougeur et pustules de rupia au sacrum.

Le décubitus entraîne la production au niveau du sacrum d'une large eschare dont la chute, qui a lieu le 16, met l'os à nu dans une étendue de plus de cinq centimètres. La température tombe progressivement, et, le 18 juillet, le malade guéri quitte l'hôpital.

OBSERVATION II (résumée). — *Dothiénentérie apyrétique. Péritonite suraiguë. Mort.* (Mémoire de VALLIN.)

R..., cultivateur, 36 ans, entre à l'hôpital de Batna (Algérie) le 13 décembre 1872.

Homme de constitution moyenne et de bonne santé habituelle. En Afrique depuis huit ans, il a eu il y a 4 ans une fièvre palustre assez rebelle et a depuis cette époque des accès irréguliers. Ceux-ci n'ont pas reparu depuis un an.

Il a des habitudes rangées, vit en plein air, et a travaillé aux champs jusqu'au 1er décembre. Depuis le 15 novembre, malaise, courbature, diminution de l'appétit. Du 1er au 13 décembre, la faiblesse augmente, il cesse son travail, mais reste levé une partie de la journée; anorexie absolue, diarrhée passagère, sans fièvre.

Le 14 décembre, un peu de stupeur, faiblesse considérable; langue blanche, humide; anorexie complète; pas de diarrhée depuis trois jours; ventre souple, non douloureux. Toux légère, sans expectoration; quelques râles de bronchite. Pouls 80. Température 37°,4 le matin; 37°,6 le soir.

Le 15. Pas de fièvre; assez grande quantité d'albumine dans l'urine. La matité splénique mesure 33 centim. (?) de hauteur, la rate ne dépasse pas le rebord de l'hypochondre. Foie normal.

Le 17. forte diarrhée avec coliques; ventre un peu douloureux à la palpation, langue blanche, sans sécheresse. Peau fraîche, pouls normal. Pas de fièvre.

Même état les jours suivants; chaque jour le malade se lève à l'heure des repas et se promène un peu dans la salle.

Le 19. La diarrhée ayant cessé et le thermomètre ne dépassant pas 37°, on l'autorise à sortir pour régler des affaires importantes.

Le 21. A 3 heures de l'après-midi, le malade est pris de diarrhée et de coliques si violentes qu'il se tord sur son lit. Ventre rétracté, un peu douloureux; pas de météorisme; bouche sèche, soif vive, pas de vomissements, pouls 96; température 38°,4.

Le 22. Diarrhée, ténesme vésical, dysurie, douleurs abdominales vives; pas de vomissements; abdomen peu douloureux à la pression; langue sèche, très rouge; soif ardente; face grippée, hippocratique. Apparition d'une assez large ecchymose sur le fourreau de la verge. Intelligence conservée. Pouls 120. Température 39°,4.

Mort à deux heures.

A l'*autopsie*, ulcérations très étendues des plaques de Peyer; péritonite par propagation, sans perforation; rate diffluente, de 13 centim. de hauteur, dégénérescence vitreuse avec ruptures et hémorrhagies des muscles de l'abdomen et de la cuisse.

OBSERVATION III (résumée). — *Dothiénentérie apyrétique. Perforation intestinale Mort.* (In thèse de BROTHIER.)

Auguste P..., 20 ans, employé de chemin de fer, entre le 16 août 1882, à l'hôpital Saint-Antoine. A Paris depuis onze mois. Il n'a jamais été malade. Il y a une quinzaine de jours, à la suite d'excès alcooliques, il s'est senti fatigué et courbaturé.

Depuis douze jours, céphalalgie frontale très vive, insomnie, inappétence. Quoique « mal en train », il a continué son travail. Pas de diarrhée, ni épistaxis.

Le soir de son entrée, face rouge et animée, un peu chaude. Pouls 80. Température rectale 38°. Céphalalgie, agitation légère; langue saburrale; pas de diarrhée, pas de ballonnement du ventre ni douleur à la pression dans la fosse iliaque droite. Rate normale. Pas de râles dans la poitrine. Pas de taches rosées.

Jusqu'au 22, même état; la températnre oscille entre 37°,2 le matin et 37°,6 le soir. Le malade se sent bien et demande à manger, ce qu'on lui refuse.

Le 22, coliques assez fortes dans la nuit et plusieurs selles diarrhéiques jaunâtres. Température 37°,8 le matin, 38°,4 le soir. La température reste au-dessus de 37°,7 jusqu'au 25.

Le 25. Apparition brusque de douleurs abdominales très vives au niveau de l'ombilic; vomissements bilieux; température 38°,2 le matin; pouls petit et rapide; ventre ballonné, très douloureux à la pression; facies grippé, péritonéal. On apprend du malade qu'il a mangé des biscuits qu'il s'est fait apporter.

Mort le lendemain.

A l'*autopsie*, infiltration d'une seule plaque de Peyer, située à 20 centim. environ de la valvule iléo-cæcale. En ce point, perforation arrondie de un centimètre de diamètre.

Observation IV (résumée). — *Dothiénentérie apyrétique. Hémorrhagie intestinale. Guérison.* (In thèse de Brothier.)

Mlle X..., 17 ans, de bonne santé habituelle, est prise de malaise, céphalalgie, inappétence, qui augmentent chaque jour. Elle dort mal, devient apathique. Un purgatif n'améliore pas son état. Malgré l'abattement et la perte des forces, elle continue ses occupations habituelles quand un jour survient une hémorrhagie intestinale assez abondante. Elle garde alors le lit; peu à peu la santé s'améliore, sans qu'on ait pu constater de taches rosées. L'apyrexie a été absolue pendant toute la durée de la maladie. Chute des cheveux dans la convalescence.

Observation V (résumée). — *Dothiénentérie apyrétique. Guérison.* (In thèse de Brothier.)

Pierre V..., 34 ans, ébéniste, entre à l'hôpital Saint-Antoine, le 29 juillet 1882. Il est malade depuis environ trois semaines.

L'affection a débuté par quelques épistaxis. Il se sentait mal en train, fatigué, courbaturé; il se plaignait d'une céphalalgie frontale très vive. Enfin il avait de la diarrhée et jusqu'à huit et dix garde-robes certains jours. Il avait eu aussi des vomissements alimentaires.

Pas de bourdonnements d'oreilles, ni de vertiges. Depuis le début de sa maladie, il n'a pas interrompu son travail.

A son entrée, le 30 juillet, il est affaibli, avec un facies abdominal sans stupeur proprement dite. La langue est sèche, sale, rouge aux bords et à la pointe. Pas de météorisme abdominal; pas de douleur à la pression dans la fosse iliaque droite.

La diarrhée est un peu moindre. La rate ne semble pas hypertrophiée; mais on constate plusieurs taches rosées lenticulaires sur la paroi antérieure de l'abdomen. Pas d'albumine dans l'urine. Température 37°.

Deux jours après, les taches disparaissent, les symptômes s'amendent, l'appétit renaît et le malade sort guéri le 12 août.

La température n'a pas dépassé 37°,4 pendant toute la durée de son séjour à l'hôpital.

Observation VI (résumée). — *Dothiénentérie apyrétique. Guérison.* (In thèse de Brothier.)

Jules C..., garçon pâtissier, 17 ans, entre à l'hôpital Saint-Antoine le 16 septembre 1882. Il est pâle, mal développé, présente des dents typiques de Hutchinson et plusieurs cicatrices peu apparentes à la région fessière.

Il y a huit jours, il s'est senti un peu mal à la tête, et depuis lors il a eu des vertiges, des éblouissements, il titubait. Son sommeil était troublé par des rêves, et il a eu quelques épistaxis. Constipation.

A son entrée, air hébété, yeux hagards, abattement considérable, facies typhique. Légère trémulation de la langue et des lèvres. Langue sale, sèche, rouge aux bords et à la pointe. Ventre tendu. Constipation. La température qui était la veille au soir 38°,8, est ce matin 36°,4. Pouls 90. Douleur à la pression et gargouillement dans la fosse iliaque droite.

Rate légèrement augmentée de volume. Pas d'albumine dans l'urine. Quelques râles disséminés dans les deux poumons. Deux taches rosées lenticulaires incontestables sur l'abdomen. Pas d'albumine dans l'urine.

Les jours suivants, la température oscille entre 36°,8 le matin et 36°,9 le soir.

Le 23 septembre, les symptômes se sont améliorés et le malade demande à manger.

Le 24 au soir, sans raison apparente, le thermomètre descend à 35°,7 ; il oscille les jours suivants entre 36°,2 le matin et 37°,4 le soir.

Le pouls a oscillé de 90 à 100 pendant la durée de l'affection.

Le malade part en convalescence le 14 octobre.

Observation VII (résumée). — *Fièvre typhoïde apyrétique. Réitération apyrétique*, par Dreschfeld. *Practitioner.*

H..., ecclésiastique, âgé de 24 ans, a eu la diarrhée à la fin d'août 1891 ; celle-ci s'est accompagnée de maux de tête, de lassitude et de perte de l'appétit. On attribue les accidents aux mauvaises conditions hygiéniques du malade qui habitait un quartier pauvre et populeux de Londres, et on lui conseille un séjour de quelques semaines au bord de la mer. Là, il eut une hémorrhagie intestinale, et, comme son état s'aggravait, un autre médecin fut appelé ; il constata quelques taches rosées sur l'abdomen, mais il fut surpris de ne pas observer d'élévation de température. Il déclara au malade qu'il avait tous les symptômes de la fièvre typhoïde, mais qu'en l'absence de fièvre, il ne pouvait être question de cette affection; il l'engagea, en même temps, à se rendre chez son père, à Manchester, et d'y consulter le Dr Albrecht. Celui-ci conseilla le lit et la diète lactée. Par ce régime, la diarrhée disparut, les forces reparurent et on permit au malade de se lever.

Mais vers le 10 octobre, le malade accusa de nouveau des maux de tête, de la diarrhée, des douleurs abdominales. Le 20 octobre, l'état était le suivant : langue pâteuse mais humide; météorisme et tympanisme abdominal, douleur à la pression et gargouillement dans la fosse iliaque droite; rate notablement augmentée de volume, quelques taches rosées sur la paroi abdominale, selles nettement typhiques. Pouls 66, dicrote. Température, 98° Fahrenheit. Insomnie, céphalalgie. Amaigrissement, sueurs, perte de l'appétit, diarrhée.

Le 27 octobre, hémorrhagies intestinales qui se répètent jusqu'au 29 octobre. La température, prise quatre fois par jour, ne dépassa jamais 99° Fahrenheit. Elle était, le 29 octobre, de 98°,4 F. le matin, et 99° F. le soir. Dès lors, le malade s'améliore, la diarrhée disparait, les selles deviennent consistantes. Sauf une élévation passagère de la température qui atteint 102°,4 le 1er novembre, la convalescence a lieu sans accident. Il peut reprendre ses occupations à la fin de novembre.

L'auteur ne doute pas qu'il ne s'agisse d'un cas de fièvre typhoïde apyrétique avec réitération également apyrétique.

OBSERVATION VIII (résumée). — *Fièvre typhoïde apyrétique. Mort*, par DRESCHFELD. *Practitioner.*

Une dame, âgée de 42 ans, se plaint depuis douze jours de perte de l'appétit, nausées, vomissements, de maux de tête et de constipation. Depuis trois jours seulement, la diarrhée s'est établie avec tous les caractères qu'elle a dans la fièvre typhoïde.

La température, prise deux fois par jour, reste au-dessous de 100° Fahrenheit. Le Dr Cooke, qui soigne la malade, croit à une fièvre typhoïde, malgré l'absence de fièvre.

Le 10 janvier 1891, douze jours après le début, l'état est le suivant: anorexie, nausées, insomnie, faiblesse extrême, sueurs, langue pâteuse, météorisme abdominal. Rate augmentée de volume, mais pas de taches rosées. Selles typhiques. Un peu d'albumine dans l'urine. Pouls 80; la pression artérielle est faible. Température 99°,2 Fahrenheit.

Même état jusqu'au 1er février; ce jour-là douleur brusque et très vive au niveau de l'abdomen, suivie de collapsus et mort, probablement par perforation intestinale. Pas d'autopsie.

Observation IX (résumée). — *Fièvre typhoïde apyrétique. Guérison*, par Dreschfeld. *Practitioner*.

Une infirmière qui avait soigné un malade atteint de fièvre typhoïde consulte le Dr Albrecht pour une diarrhée qui durait depuis dix jours. Envoyée à l'hôpital, elle eut tous les symptômes de la dothiénentérie, mais la fièvre fit constamment défaut; la température prise 2 et même 4 fois par jour ne monte pas au delà de 99°,5 Fahrenheit; tombée malade le 20 janvier, elle entre en convalescence le 15 février.

Observation X (résumée). — *Fièvre typhoïde apyrétique. Guérison*, par Dreschfeld. *Practitioner*.

Un homme âgé de 35 ans se plaint de malaise général avec diarrhée pendant quelques jours. Celle-ci continue et s'accompagne d'une hémorrhagie intestinale. Un médecin appelé constate l'aspect typhique des selles; la température était 99° Fahrenheit; il conseille le repos au lit. Trois jours après, le malade se plaint de douleurs abdominales et d'insomnie; langue pâteuse, tympanisme abdominal, garde-robes nettement typhiques, rate nettement augmentée de volume, quelques taches rosées douteuses sur l'abdomen. La température était de 99°,5 Fahrenheit. Huit jours après, la diarrhée diminue, les symptômes s'amendent, et le malade paraît entrer en convalescence.

Cependant, quatre jours plus tard, la diarrhée reparait, le ventre se météorise de nouveau, la rate reprend un volume considérable, et une nouvelle hémorrhagie intestinale se produit. Trois semaines après le début de cette réitération, pendant laquelle la température n'a jamais dépassé 99°,5 Fahrenheit, la diarrhée cesse et le malade entre peu à peu définitivement en convalescence.

Observation XI (résumée). — (In thèse de Wendland.)

A. G..., cordonnier, âgé de 43 ans, a toujours été bien portant. Depuis huit jours seulement, il se sent fatigué, se plaint de courbature, de sécheresse de la gorge, de manque d'appétit, de diarrhée avec douleurs abdominales.

A son entrée, le 5 septembre 1889, anorexie absolue ; la muqueuse de la gorge est rouge, les amygdales sont rouges et tuméfiées, recouvertes d'un enduit blanchâtre ; la langue est sèche et rouge ; l'abdomen est météorisé, sensible à la pression ; la rate est augmentée de volume, taches rosées nombreuses sur le tronc et la racine des membres.

Respiration un peu accélérée : 24 par minute ; submatité et quelques ronchus à la partie inférieure du poumon gauche. Cœur normal.

Un peu d'albumine dans l'urine. Pouls 80. Température 37° le matin, 37°,5 le soir.

Le lendemain, température 36° le matin, 35°,7 le soir. Le mal de gorge a disparu ; mais l'état général est mauvais, vomissements fréquents. Pouls petit, 96. Intelligence troublée ; le malade est inquiet, agité, il veut quitter son lit, et ne reconnaît pas les personnes qui l'entourent.

Le surlendemain, la dyspnée augmente ; respiration 56 par

minute. Râles disséminés dans les deux poumons. Pouls petit, accéléré, 160 par minute. Température 36°,3 le matin, 36°,7 le soir. La dyspnée et le délire augmentent, et le malade meurt dans la soirée.

L'*autopsie* montre la tuméfaction des glandes de Peyer et des ganglions mésentériques. Il y avait une congestion œdémateuse intense des deux poumons.

Observation XII (résumée). — (In thèse de Wendland.)

Une institutrice, âgée de 27 ans, tombe malade, un mois avant d'entrer à l'hôpital, en même temps que sa mère et sa sœur. Elle se plaignait d'une grande faiblesse, de maux de tête, d'inappétence, d'un sentiment prononcé de malaise ; les renseignements qu'elle donne semblent indiquer qu'elle n'avait pas de fièvre.

A son entrée, la langue est saburrale, anorexie complète, diarrhée (six selles par jour). L'abdomen n'est pas sensible à la pression ; la région splénique est le siège d'une matité étendue ; la rate est facile à sentir sous le rebord des côtes gauches. Respiration un peu accélérée. Pas de taches rosées lenticulaires. Urines troubles, sans albumine, de densité égale à 1006. Intelligence obnubilée, délire tranquille : la malade parle beaucoup et ne se rend pas compte du temps ni du lieu La température du premier jour est 37°,8 le soir .

Pas de changement les deux jours suivants. La température est, le deuxième jour, 36°,2 le matin, 36°,6 le soir ; le troisième jour, 36°,2 le matin, 37° le soir ; le quatrième jour, 37° le matin, 36°,6 le soir.

Le cinquième jour au matin, la malade est prise d'une syncope et meurt malgré la respiration artificielle.

L'*autopsie* montre la tuméfaction et l'ulcération des plaques de Peyer.

La sœur de la malade est morte aussi ; mais la maladie s'accompagna chez elle d'une fièvre intense.

OBSERVATION XIII (résumée). — (Due à FRAENTZEL et publiée par WENDLAND.)

X..., boulanger, 23 ans, entre une première fois à l'hôpital pour tuberculose pulmonaire, il en sort amélioré; mais il y rentre quelques jours après, le 23 octobre 1879. Il se plaint d'une faiblesse extrême, qui le force à garder le lit. Il n'a pas de fièvre et conserve les signes de tuberculose déjà constatés. Il se déclare un peu de diarrhée, qui ne persiste pas. Épistaxis abondantes du 11 au 14 novembre. Les jours suivants, le malade se plaint de douleurs abdominales vagues, d'une dyspnée plus intense. La température n'est pas élevée, elle atteint de temps à autre 38° le soir.

Le 20 novembre, céphalalgie violente, langue couverte d'un enduit blanchâtre, humide. Température 36°,8 le matin, 37°,5 le soir. Pouls 112. On ne peut délimiter la rate.

A dater du 21, apparaissent des vomissements répétés, un délire tranquille, une dyspnée de plus en plus intense, sans aucune élévation de température; et le malade meurt le 27 novembre. Le diagnostic porté fut celui de méningite tuberculeuse.

Mais l'*autopsie* révéla l'intégrité du cerveau et des méninges et montra par contre les lésions caractéristiques de la fièvre typhoïde.

OBSERVATION XIV (résumée). — *Dothiénentérie apyrétique. Réitération apyrétique*, par GERHARDT.

Une servante, âgée de 23 ans, tombe malade dans une maison où il s'est produit deux cas de fièvre typhoïde. Elle accuse des vomissements, de la diarrhée, se plaint de maux de tête, de courbature, est tourmentée par des rêves effrayants. Le septième jour, frisson suivi de sueurs profuses. Le huitième jour, ballonnement du ventre, sans fièvre. Le douzième jour, douleur à la pression au niveau de la fosse iliaque droite. Le quinzième jour, apparition de taches lenticulaires rosées sur l'abdomen. Quelques jours après, son état s'améliore, l'appétit renaît. Elle sort guérie.

Le thermomètre ne s'est pas élevé pendant toute la durée de l'affection ; une seule fois il a atteint 37°,8 le soir.

Deux jours après sa sortie, la malade éprouve de nouveau un frisson, des vomissements et des vertiges. Elle rentre deux jours plus tard, et on constate de nouveau du météorisme abdominal, une augmentation de volume de la rate et la présence de taches rosées. Elle resta un mois à l'hôpital avec des symptômes généraux assez graves et finit par guérir. Pendant la durée de cette réitération, le pouls resta entre 70 et 100 et plusieurs fois tomba à 60 ; une seule fois il monta à 120 ; la température resta normale ; pendant trois jours seulement, elle s'éleva un peu le soir et atteignit 38°, 38°,2.

Observation XV (résumée). — (Gerhardt.)

Au mois d'août 1889, un marchand, âgé de 40 ans, consulte Gerhardt pour de la courbature et une faiblesse considérable. Depuis 14 jours, il a un peu de diarrhée et mal à la tête. On observe à ce moment une augmentation de volume de la rate et la présence de taches rosées sur le tronc. Pendant 14 jours, le médecin qui prenait la température, n'observa pas de fièvre. Le malade guérit.

Observation XVI (résumée). — *Fièvre typhoïde apyrétique. troubles cérébraux. Guérison.* (Gerloczy.)

Marie F..., âgée de 9 ans, entre à l'hôpital le 26 décembre 1890. D'après les renseignements obtenus, l'enfant est tombée malade vers le 15 décembre ; elle accusa à cette époque un violent mal de tête pendant trois jours. Puis elle aurait eu un frisson et un peu de fièvre ; la faiblesse augmentant, elle dut s'aliter. Elle avait de la diarrhée (trois à quatre selles liquides par jour).

Depuis quelques jours, l'agitation est si prononcée qu'on l'apporte à l'hôpital.

A son entrée, l'enfant est affaiblie, peu développée pour son âge. Ses pupilles dilatées réagissent peu à la lumière. Son agitation est telle qu'elle rend impossible la percussion et l'auscultation de la poitrine. Elle crie sans cesse, remue constamment dans son lit. Le ventre est ballonné modérément. Pouls extrêmement fréquent, 180 par minute. Température 36°,5. Elle urine sous elle. On songe à une méningite.

Même état pendant trois jours, la température qui était de 36°,7 le soir, monte à 39° le matin, pendant deux jours, puis retombe pour osciller entre 36°,2 le matin, et 37°,1 le soir.

Les jours suivants, les troubles cérébraux persistent; on constate de l'hyperesthésie; l'enfant est dans le décubitus dorsal, les cuisses fléchies sur l'abdomen et les jambes sur les cuisses. Plusieurs selles liquides par jour.

Le 2 décembre, l'enfant est un peu plus calme; râles de bronchite aux deux bases. Pouls 130.

Le 4. Le calme renaît; l'hyperesthésie est un peu moindre.

Le 7. Apparition de quelques taches rosées douteuses sur le ventre. Production sur le cuir chevelu de quatre abcès qui s'ouvrent les jours suivants.

A partir du 10 décembre, l'amélioration fait des progrès chaque jour. Éruption de furoncles en différents points du corps.

Le 18. On constate sur la poitrine, l'abdomen, le dos, et à la partie inférieure, une éruption dont l'aspect rappelle celle de la rubéole. Ce sont des taches variant de la grandeur d'une tête d'épingle à celle d'une lentille, et qui disparaissaient à la pression. État général bon. Pas de fièvre. Pouls 96 par minute. Cette éruption s'efface le 20 décembre.

L'enfant commence à se lever le 3 janvier et sort guérie le 15.

Observation XVII (résumée). — *Typhus ambulatorius. Syphilis. Péritonite suraiguë. Mort*, par Girou, interne des hôpitaux.

E..., 31 ans, entre à l'hôpital Saint-Antoine le 24 février 1881. Il a contracté la syphilis il y a 18 mois et accuse depuis lors une céphalée persistante. Excès alcooliques avérés. Depuis trois ou quatre jours, redoublement de la céphalée, nausées, bouche pâteuse, langue blanche et étalée. Constipation. Pas de fièvre (37°,8 le soir). On croit à un embarras gastrique simple et on donne un vomitif, puis un purgatif. Cependant, la céphalée continue, le ventre est un peu douloureux; le malade se promène dans la journée.

Le 3 mars, douleur abdominale vive et généralisée. Constipation. Nausées sans vomissements. Météorisme. Temp. 38°,5. Mort la nuit suivante.

A l'*autopsie*, ulcérations multiples des plaques de Peyer; l'intestin est perforé en cinq endroits. Péritonite purulente généralisée.

Observation XVIII (citée par G. de Mussy dans ses *Clin. médic.*).

Chez un homme de 82 ans, qui succomba à la fièvre typhoïde, le pouls atteignait 120 pulsations par minute; la langue était sèche; la soif était ardente; le malade avait une sensation de chaleur intérieure et de fièvre; et constamment le thermomètre placé dans l'aisselle, restait au-dessous de 37°.

Observation XIX (résumée). — *Dothiénentérie apyrétique. Mort.* (Dr Surmay.)

B..., 23 ans, cordonnier au 87e de ligne, entre à l'hôpital du Havre le 22 mai 1877.

Depuis 15 jours, il a perdu l'appétit et les forces. A son entrée, langue saburrale, diarrhée depuis plusieurs jours, ventre souple, inappétence, céphalalgie légère, courbature, pas de taches rosées. Même état les jours suivants; le malade se lève dans la journée.

Le 26 mai, il venait de causer avec ses camarades et semblait dormir quand ses voisins l'entendent respirer comme s'il suffoquait. On va à lui; il était mort.

A l'*autopsie*, tuméfaction des plaques de Peyer, gonflement des ganglions mésentériques. Pas d'autres lésions. Les viscères sont sains.

Observation XX (résumée). — (In th. de Dampeiron, Paris, 1876.)

René T..., 19 ans, garçon coiffeur, entre le 13 mai 1876 à la Charité. A Paris depuis cinq mois. De constitution moyenne, n'a jamais été malade. Il y a quinze jours, fatigue, malaise, perte de l'appétit; puis diarrhée, trois ou quatre selles par jour. Nombreuses épistaxis pendant deux ou trois jours.

État actuel, le 14 mai. — Décubitus dorsal; regard hébété, intelligence obtuse; réponses lentes et difficiles aux questions. Pas de céphalalgie, ni vertiges. Langue légèrement rouge sur les bords; anorexie; soif vive. Pas de ballonnement du ventre. Assez grande quantité de taches rosées lenticulaires sur l'abdomen et le thorax. Diarrhée légère: une ou deux selles par jour. Bronchite très peu intense. T. 38°,5.

15 mai. Amélioration; la diarrhée n'existe plus; pas de douleur ni de gargouillement dans la fosse iléo-cæcale. L'appétit revient. T. 37°.

16 mai. Facies toujours typhique, mais l'hébétude a beaucoup diminué. A partir de ce jour, la température a toujours été normale. Le malade sort le 28, complètement guéri.

Observation XXI. — *Fièvre typhoïde hypothermique.* (Due à l'obligeance de M. le professeur Potain.)

Un plombier, âgé de 17 ans, n'ayant jamais eu d'autres maladies que la scarlatine et la rougeole, entra au mois de juin 1891 dans le service de clinique de la Charité. Six jours auparavant il avait été pris subitement pendant la nuit de céphalalgie intense et d'épistaxis. Le lendemain, courbaturé, souffrant du dos et des membres, il fut pris d'une diarrhée abondante très liquide, noirâtre. L'appétit étant complètement perdu et l'abattement croissant chaque jour, le malade se décida à entrer à l'hôpital.

Le jour de son entrée, il était absolument apyrétique, le pouls à 84 et la température axillaire à 37°,2; la langue était blanche et humide, rouge sur les bords; le ventre légèrement ballonné et sensible gargouillait un peu partout. Mais la rate n'était point tuméfiée. L'accablement était très grand et s'accompagnait d'un peu de stupeur. Cependant, en l'absence de tout mouvement fébrile, il semblait difficile d'admettre une fièvre typhoïde. On constatait seulement l'existence d'un embarras gastro-intestinal apyrétique, et le diagnostic demeura d'ailleurs indécis relativement à la nature véritable de cet embarras gastrique.

Les jours suivants, l'état général se modifia peu; l'accablement continua joint à une légère stupeur. Le pouls demeura sans fréquence, régulier, et la pression artérielle se montra très basse (15 cent. Hg). La température s'abaissa progressivement; l'abaissement, fut chaque jour plus marqué le soir que le matin de 2/10 environ, s'étant trouvé ainsi le lendemain de l'entrée à 37° le matin et 36°,8 le soir. Au cinquième jour, le gargouillement se trouva localisé dans la fosse iliaque droite. Les selles prirent la couleur jaune qu'elles ont d'habitude dans la dothiénentérie; la rate se trouva tuméfiée et atteignit 15 centim. de longueur, enfin il apparut des taches rosées lenticulaires en petit nombre, mais très caractéristiques.

A partir de ce moment et pendant une semaine, la température oscilla entre 35° le matin et 36°,6 le soir.

Après quoi, elle remonta progressivement par échelons comme elle était descendue pendant le premier septénaire, pour osciller définitivement entre 37° et 37°,4. Pendant cette période d'ascension, la diarrhée disparut peu à peu, l'appétit revint progressivement, le ballonnement du ventre disparut, la tuméfaction de la rate se réduisit de jour en jour. L'état de stupeur s'effaça entièrement laissant seulement une notable faiblesse.

Au bout de trois semaines à partir du début, le malade put être considéré comme entrant en convalescence et reprendre peu à peu l'alimentation. Il avait évidemment parcouru toutes les étapes d'une fièvre typhoïde. Mais lorsqu'on examinait le tracé de la température, on voyait que celle-ci avait suivi dans le sens de l'abaissement exactement les mêmes phases qu'elle suit d'ordinaire dans celui de l'ascension. En sorte qu'il suffisait de le renverser pour reconnaître l'évolution thermique classique de la dothiénentérie.

La convalescence ne fut troublée par aucun incident et le malade put sortir deux semaines après, entièrement rétabli.

Observation XXII (personnelle). — *Fièvre typhoïde apyrétique. Guérison.*

Résidia S..., âgée de 22 ans, couturière, entre le 16 mai 1891, à l'hôpital de la Charité, dans le service de M. le professeur Potain, salle Piorry, n° 29.

Elle est à Paris depuis cinq mois. Son père est bien portant, sa mère est morte à 41 ans, elle a un frère et une sœur bien portants. Elle a eu, il y a sept ou huit ans, une bronchite et depuis lors elle tousse tous les hivers. Pas d'autre maladie.

Depuis cinq à six jours, elle se plaint de douleurs dans le ventre, de malaise et de courbature ; depuis trois jours, le malaise et la courbature ont augmenté, elle a perdu l'appétit, ses forces ont diminué, et sa faiblesse l'empêche de continuer son travail. Elle n'a pu venir à pied à l'hôpital.

Le 17 mai. Langue un peu saburrale. Herpès sur la lèvre inférieure. Gargouillement et un peu de sensibilité à la pression dans la fosse iliaque droite. Un peu de diarrhée. La rate mesure

14 centim. dans son grand diamètre. Respiration normale; sans râles. Bruits du cœur normaux. Pouls dicrote, 85 par minute. Vertiges dans la station assise. Grande prostration; un peu de stupeur. Pas de fièvre, la température axillaire est de 36°,6 le matin; 37°,6 le soir. M. Potain porte le diagnostic de fièvre typhoïde.

Du 18 au 20, l'état reste le même. Pas de sommeil, rêvasseries la nuit. Les vertiges persistent. Urines rares, colorées, renfermant des traces d'albumine.

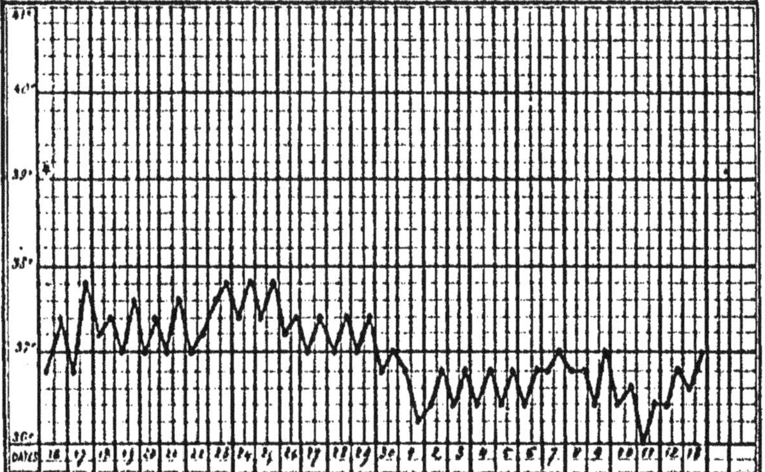

T. le 18, 37°,2 le matin, 37°,4 le soir. T. le 19, 37° le matin, 37°,6 le soir. Le 20. T. 37° le matin, 37°,4 le soir.

Le 21. Même état. Constipation. La malade rend par la bouche un ascaride lombricoïde.

T. 37° le matin, 37°,6 le soir.

A dater du 22, les symptômes s'améliorent, l'appétit revient, le sommeil reparait. Il persiste encore un peu de gargouillement et de douleur à la pression dans la fosse iliaque droite. T. le matin 37°, le soir 37°,2.

(*) Cinquième jour de la maladie.

Le 23. La température atteint le soir 37°,8, et les deux jours suivants, le 24 et le 25, elle monte le soir au même niveau, restant le matin à 37°,4.

Les jours suivants jusqu'au 30, T. du matin 37°, le soir 37°,4. Urines claires et abondantes.

Le 30. La malade veut se lever, mais elle ne peut rester debout et est obligée de se recoucher. Elle demande avec instance à manger, ce qu'on ne lui accorde que le 3 juin.

Le 26. Température du matin 36°,6, le soir 37°. A partir du 1er juin la température descend au-dessous de 37°; les matins 36°,5; les soirs 36°,8.

Elle sort guérie le 16 juin.

CONCLUSIONS

I. — La fièvre typhoïde peut, comme la plupart des maladies infectieuses, accomplir son évolution sans élévation de température.

II. — Dans certains cas exceptionnels, la température peut suivre une marche inverse de celle qu'elle suit dans les cas ordinaires, en sorte que sur la feuille de température le tracé semble renversé.

III. — L'augmentation de volume de la rate et la présence de taches lenticulaires rosées permettent de reconnaître cette forme apyrétique de la dothiénentérie.

IV. — Elle est le plus souvent bénigne, cependant elle expose le malade à la plupart des complications de la fièvre typhoïde commune et peut ainsi aboutir à la mort.

V. — Elle peut réitérer sous la forme apyrétique.

VI. — L'absence d'élévation thermique ou l'hypothermie semble reconnaître pour cause une prédominance des substances hypothermisantes sur les substances pyrétogènes dans les produits sécrétés par le bacille d'Eberth.

La perméabilité plus ou moins imparfaite des reins prédispose sans doute à l'apyrexie.

VII. — Un régime sévère et la régularisation des fonctions de l'intestin réalisent les principales indications thérapeutiques. L'emploi des antipyrétiques peut servir à relever la température dans la forme hypothermique.

INDEX BIBLIOGRAPHIQUE

Aviragnet. — Fièvre typhoïde expérimentale. *Bulletin médical*, 15 janvier 1893.

Bernheim. — *Clinique médicale*, 1857.

— De la manie ou lipémanie aiguë de courte durée avec apyrexie dans le cours de la fièvre typhoïde. *Bulletin médical*, 18 octobre 1893.

Bouchard. — Rôle de la débilité nerveuse dans la production de la fièvre. *Presse médicale*, 1894.

Brothier. — *De la forme apyrétique de la dothiénentérie.* Thèse de Paris, 1882.

Chantemesse et Widal. — Étude sur l'infection typhique. *Annales de l'Institut Pasteur*, 1892.

Dampeirou. — *De l'iléo-typhus ambulatorius.* Thèse de Paris, 1876.

Dignat. — Fièvre typhoïde à évolution latente, suivie de mort par hémorrhagie intestinale. *Journal de médecine de Bordeaux*, 1885.

Dreschfeld. — Cases of apyrexial typhoid fever. *Practitioner*, avril 1893.

Fräntzel. — Ueber schwere, Erkrankungen an Ileo-Typhus welche afebril, etc. *Zeitsch. klin. Medicin*, 1891.

Furbringer. — Ueber die Typhus-Bewegung an Krankenhausen. *Berlin. klin, Woch.*, 1889.

Gerhardt. — Ueber fieberlos verlautende Darmtyphen. *Charite Annalen*, 1891.

Gerloczy. — Zwei selteuere Falle von Abdominaltyphus. *Deuts. med. Woch*, n° 15, 1892.

Girou. — Typhus ambulatorius. *Progrès médical*, 1880.

Gordon-Martins. — *Formes atténuées de la fièvre typhoïde* Thèse de Paris, 1880.

Griesinger. — *Traité des maladies infectieuses.* Traduct. franç. de Vallin, 1868.

Guéneau de Mussy. — *Clinique médicale*, t. III, 1884.

Guilbert. — De la fièvre typhoïde très légère. *Union médicale*, 1869.

Homolle. — Art. Typhoïde (fièvre). *Nouveau Dictionnaire de médecine et chirurgie pratiques.*

Jaccoud. — Fièvre typhoïde ambulatoire. *Leçons de clinique médicale*, 1885.

Johnston. — On the mild form of continued fever preven. *Amer. Journ. of med. Scien.*, 1885.

Jenckes. — Typhoïd fever with low temperature. *Med. News*, 1891.

Laveran. — De la fièvre typhoïde abortive ou fébricule typhoïde. *Archives générales de médecine*, 1870.

Leichtenstern. — *Deutsche med. Wochenschr.*, n° 32, 1891.

Lemoine. — Art. Typhoïde. *Dictionnaire encyclopédique des sciences médicales.*

Louis. — *Recherches anatomiques pathologiques et thérapeutique sur la maladie connue sous le nom de fièvre typhoïde*, 2e édit., Paris, 1841.

Petit et Serres. — *Traité des fièvres entéro-mésentériques*, 1813.

Potain. — Fièvre typhoïde sans fièvre. *Tribune médicale*, 1891.

— Température dans la fièvre typhoïde. *Union médicale*, 1891.

Prost. — *La médecine éclairée par l'observation et l'ouverture des corps*. Paris, 1804.

Raymond. — Typhus ambulatorius. *France médicale*, 1881.

Sevestre. — Fièvre typhoïde à marche insidieuse. *Bulletin de la Société anatomique*, 1871.

Strube. — Beitrag zur Nosologie, etc. *Berlin. klin. Woch.*, 1881.

Surmay. — Typhus ambulatorius. *Archives générales de médecine*, 1878.

Teissier. — Pyrexies apyrétiques. *Semaine médicale*, 1894.

Vallin. — De la forme ambulatoire ou apyrétique grave de la fièvre typhoïde. *Archives générales de médecine*, 1873.

Wendland. — *Zur Kenntnis des Fieberlosen verlaufs des typhus abdominalis.* Inaugural Dissertation, 7 novembre 1891.

Wunderlich. — *De la température dans les maladies*. Trad. franç. de Labadie-Lagrave, 1872.

IMPRIMERIE LEMALE ET Cie, HAVRE

IMPRIMERIE LEMALE ET Cie, HAVRE

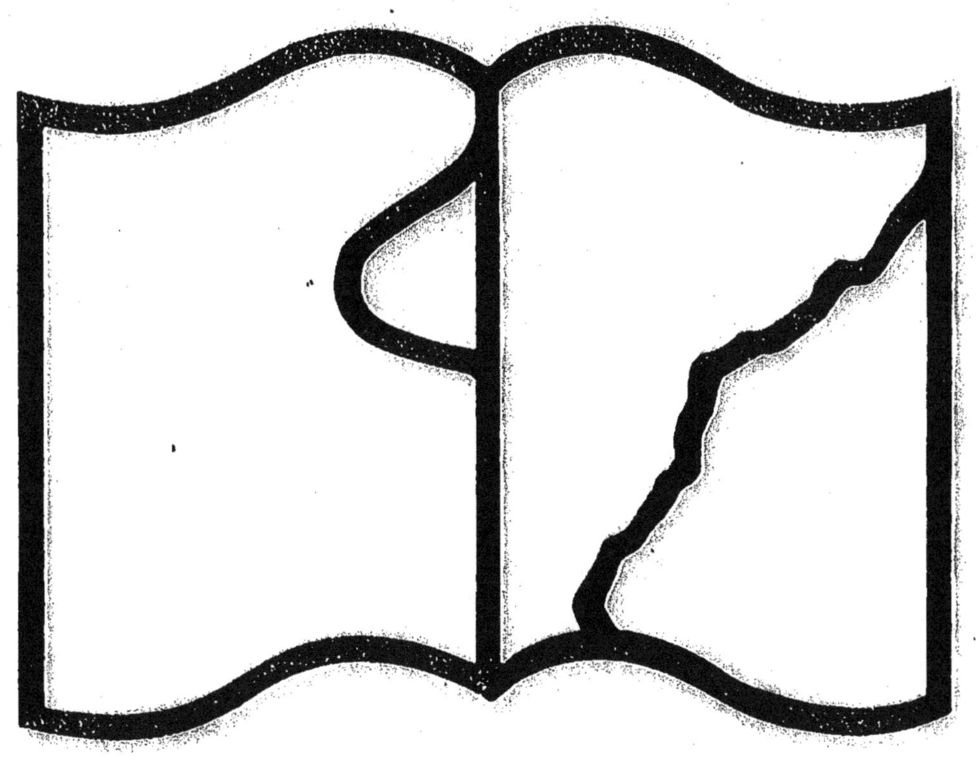

Texte détérioré — reliure défectueuse

NF Z 43-120-11

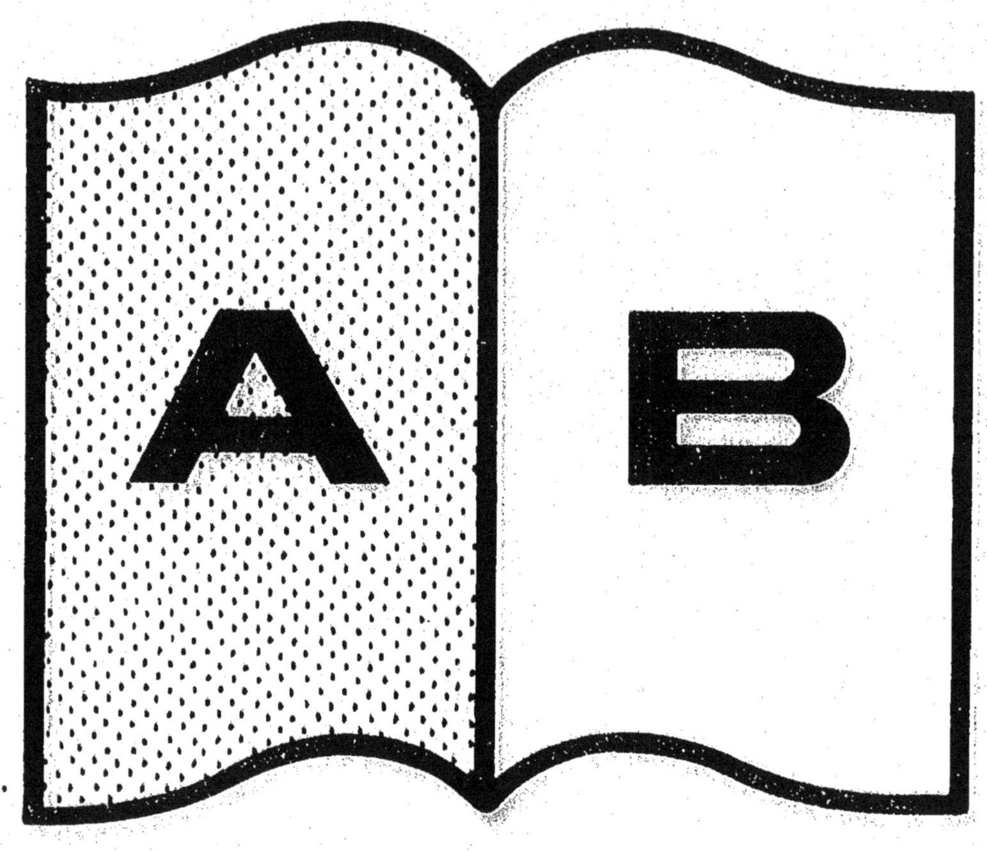

Contraste insuffisant

NF Z 43-120-14

www.ingramcontent.com/pod-product-compliance
Ingram Content Group UK Ltd.
Pitfield, Milton Keynes, MK11 3LW, UK
UKHW031050260726
13965UKWH00006B/1335